Nuestro amigo el colesterol

Adolfo Pérez Agustí

Nuestro amigo
el colesterol

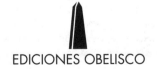

EDICIONES OBELISCO

Si este libro le ha interesado y desea que le mantengamos
informado de nuestras publicaciones, escríbanos indicándonos qué temas son de su interés
(Astrología, Autoayuda, Ciencias Ocultas, Artes Marciales, Naturismo, Espiritualidad, Tradición…)
y gustosamente le complaceremos.

Puede consultar nuestro catálogo en www.edicionesobelisco.com

*Los editores no han comprobado la eficacia ni el resultado de las recetas,
productos, fórmulas técnicas, ejercicios o similares contenidos en este libro.
Instan a los lectores a consultar al médico o especialista de la salud ante
cualquier duda que surja. No asumen, por lo tanto, responsabilidad alguna
en cuanto a su utilización ni realizan asesoramiento al respecto.*

Colección Salud y Vida natural
Nuestro amigo el colesterol
Adolfo Pérez Agustí

1.ª edición: septiembre de 2017

Maquetación: *Marga Benavides*
Corrección: *M.ª Ángeles Olivera*
Diseño de cubierta: *Enrique Iborra*

Edita: Ediciones Obelisco, S. L.
Collita, 23-25 Pol. Ind. Molí de la Bastida
08191 Rubí - Barcelona - España
Tel. 93 309 85 25 - Fax 93 309 85 23
E-mail: info@edicionesobelisco.com

ISBN: 978-84-9111-261-7
Depósito Legal: B-18.040-2017

Printed in Spain

Impreso en España en los talleres gráficos de Romanyà/Valls S. A.
Verdaguer, 1 - 08786 Capellades (Barcelona)

NUESTRO AMIGO
EL COLESTEROL

La adrenalina, la hormona relacionada con el estrés, no genera la energía dominante, sino el cortisol. Este error, que conllevó incluso el otorgamiento de un equivocado premio Nobel en 1992, ocasionó un nuevo error que sirvió para culpar al colesterol de multitud de daños, con la salida al mercado de medicamentos que aseguraron que solucionaban el problema. Y todo el mundo lo creyó.

Se estableció la relación directa entre aterosclerosis y aumento del colesterol, y esta relación se amplió a los infartos, apoplejía, hipertensión y hasta obesidad. El culpable estaba detectado y puesto bajo control mediante medicamentos de uso obligado y de por vida. Se obviaron los efectos del estrés prolongado, las disfunciones hepáticas, la carencia de vitamina C o de proteínas, y nadie quiso tener en cuenta las voces que clamaban por el papel protector que ofrecía el colesterol, precisamente en esas enfermedades. Se atacaba al mensajero, en lugar de al culpable.

Luego, para confirmar la agresividad del inocente colesterol, se publicaron numerosas estadísticas, algunas maliciosamente manipuladas por los vendedores de medicamentos, y otras efectuadas siempre en el mismo sentido: el aumento del colesterol era el mal, no la defensa. Se confundió a los médicos, a los organismos sanitarios y a la opinión pública. Las investigaciones de un científico eran asumidas sin más por la mayoría del mundo científico, y quienes no opinaban lo mismo no encontraban un hueco para publicar sus conclusiones.

¿Quién puede ser capaz de parar esa maquinaria de generar dinero, sea en forma de medicamentos o de alimentos bajos en colesterol? Para confirmar tan equivocada conclusión, se investigó en conejos, quienes desarrollaron aterosclerosis por tomar una alimentación rica en colesterol, llegando a alcanzar los 1.200 mg/dl, cuando lo habitual eran 40. Pero nadie quiso decir que los conejos no eran la cobaya adecuada, pues no ingieren colesterol en su dieta habitual. Si les sobrealimentamos con una sustancia que les es extraña, razonablemente van a enfermar de gravedad. Si diéramos colesterol a un recién nacido, veríamos un efecto similar. Le estaríamos envenenando. Si para confirmar la hipótesis del colesterol alimentásemos a un humano con una dosis diaria de 7.000 mg/dl de colesterol, moriría a los pocos días. Así no hay manera de quitar la mala fama al colesterol.

Desde 1993 se estableció una colaboración entre los laboratorios fabricantes de medicamentos contra el colesterol, las editoriales que publicaban libros sobre el mismo tema y diversas asociaciones que nacieron al mismo tiempo, con el objeto de informar más al médico que a los científicos sobre la necesidad que tenían de controlar y reducir los niveles de colesterol.

Recuerden también la afirmación de las virtudes de la margarina sobre la mantequilla, del aceite de oliva sobre el de soja (ahora condenado casi al olvido) y de un vaso de vino en las comidas como protector vascular. Pobre población manipulada.

Desde entonces, cuando un análisis rutinario detecta niveles de colesterol por encima de lo «normal», médico y paciente se enfrascan en una lucha pertinaz contra ese enemigo invisible y odioso. Hasta ayer, las cifras correctas de colesterol eran de 180 más la edad, admitiéndose que con el paso de los años las cifras deberían subir con respecto a la de los jóvenes. Según esto, una persona de 60 años debería tener 240 de media, pero ahora un médico ignorante decidirá que es demasiado, que debe bajar por su seguridad hasta los 200 si quiere evitar un accidente cardiovascular. Seguramente ese paciente morirá de un infarto al poco tiempo, pero no será por el colesterol, sino por haberlo bajado.

Adolfo Pérez Agustí

CAPÍTULO 1

ANATOMÍA RELACIONADA

Hígado

El hígado está situado en la parte superior derecha de la cavidad abdominal, debajo del diafragma, y en la parte superior del estómago, el riñón derecho y los intestinos. Con la forma de un cono, posee un color marrón rojizo oscuro y un peso medio de 1,5 kg y es el órgano interno más grande de los vertebrados. Significativo es que puede perder tres cuartas partes de sus células antes de que deje de funcionar y es el único órgano en el cuerpo que puede regenerarse y volver a su estado original en unas pocas semanas. Esto permite que las personas que necesitan trasplantes puedan recibir una parte del hígado de un donante vivo.

Formado por tejidos muy suaves, encapsulados por una cápsula de tejido conectivo que es reforzada aún más por el peritoneo de la cavidad abdominal, el hígado se encuentra protegido y sostenido dentro del abdomen.

Sobre los lóbulos:

Consta de 4 lóbulos: izquierdo, derecho, caudado y cuadrado.

A pesar de su aparente estructura monolítica, los lóbulos están divididos por un ligamento, llamado falsiforme, que comprende el lóbulo derecho $5/6$ y el lóbulo izquierdo $1/6$ de la masa hepática.

Los lóbulos izquierdo y derecho son más grandes y están separados por el ligamento falciforme.

El lóbulo derecho es aproximadamente de 5 a 6 veces más grande que el lóbulo cónico izquierdo.

El pequeño lóbulo caudado se extiende desde la parte posterior del lóbulo derecho y se envuelve alrededor de la vena cava inferior.

El pequeño lóbulo cuadrado es inferior al lóbulo caudado y se extiende desde la parte posterior del lóbulo derecho y se envuelve alrededor de la vesícula biliar.

Los lobulillos son formaciones hexagonales diminutas separadas entre sí por tejido conectivo, y están compuestos por columnas de células hepáticas o hepatocitos dispuestos de forma radial alrededor de la vena centrolobulillar, rodeados, a su vez, por canales diminutos conocidos como canalículos, hacia los que se vierte la bilis que segregan los hepatocitos. Estos canales se unen para formar conductos cada vez mayores que terminan en el conducto hepático, el cual se une al conducto procedente de la vesícula biliar para formar el conducto común de la bilis, que descarga su contenido en el duodeno.

El peritoneo conecta el hígado en 4 lugares: el ligamento coronario, los ligamentos triangulares izquierdo y derecho, y el ligamento falciforme. Estas conexiones no son verdaderos ligamentos en el sentido anatómico, sino que son regiones condensadas de la membrana peritoneal que apoyan el hígado.

Hay dos fuentes distintas que suministran sangre al hígado:

1. La sangre oxigenada llega de la arteria hepática.
2. Fluye sangre rica en nutrientes desde la vena porta hepática.

El suministro de sangre del hígado es único entre todos los órganos del cuerpo debido al sistema de la vena porta hepática. La sangre se transporta al bazo, estómago, páncreas, vesícula biliar y los intestinos, pasa a través de los capilares en estos órganos y se recoge en la vena porta, desde donde pasa a los tejidos hepáticos, dividiéndose en vasos más pequeños y procesándose antes de ser transportada al resto del cuerpo. Cuando sale, llega a las venas hepáticas y la vena cava y regresa al lado derecho del corazón, para ser bombeada a los pulmones. El hígado también tiene su propio sistema de arterias y arteriolas que proporcionan sangre oxigenada a los tejidos, al igual que cualquier otro órgano. En total, recibe permanentemente alrededor del 13 % de la sangre total del cuerpo en un momento dado.

Sus dos lóbulos principales, que están compuestos por miles de lobulillos que se conectan con pequeños conductos, a su vez conectados con conductos más grandes que finalmente forman el conducto hepático, transportan la bilis producida por las células hepáticas hacia la vesícula biliar y el duodeno (la primera parte del intestino delgado).

El 60 % de las células que constituyen el hígado humano son hepatocitos, células poliédricas de 20 a 30 micrones, con núcleos redondos centrales o excéntricos.

El 85-90 % de la sangre que abandona el estómago y los intestinos aporta gran cantidad de nutrientes al hígado, donde son convertidos en sustancias que el cuerpo puede usar. Los carbohidratos o azúcares son almacenados como glucógeno en el hígado y son liberados como energía entre comidas o cuando las demandas de energía del organismo son altas. De este modo, el hígado ayuda regular el nivel de azúcar en sangre y a prevenir la hipoglucemia, o disminución de azúcar en sangre. Esto nos permite mantener cierto nivel de energía durante todo el día. Sin este equilibrio, tendríamos que comer constantemente para continuar teniendo energía. Actúa merced a la hormona glucagón de origen pancreático.

Funciones hepáticas

Los hepatocitos –las células del hígado– realizan numerosas funciones, entre ellas extraer el oxígeno de la sangre, sintetizar el colesterol, romper las moléculas grasas y los azúcares, y neutralizar las toxinas. Parece sencillo, pero es muy complejo para un órgano formado por células que aparentemente son todas iguales, pero cuya función varía según su ubicación en los lóbulos hepáticos (caudado o Spiegel, cuadrado –visible en la cara inferior–, izquierdo y derecho). Las células de la zona 1, por ejemplo, se encuentran cerca de los vasos sanguíneos que llevan la sangre rica en oxígeno y nutrientes al lóbulo y son expertas en las funciones hepáticas oxidativas como la síntesis de colesterol, la oxidación de los ácidos grasos, la glucólisis (el proceso que descompone el azúcar de energía), la gluconeogénesis (la formación de glucosa), y la lipogénesis. Las células de la zona 3, por otro lado, se especializan en la desintoxicación.

Las funciones hepáticas son múltiples, entre ellas:

1. Sintetizar proteínas a partir de los aminoácidos, lo que da lugar a la formación de proteínas complejas. También mezcla los diferentes aminoácidos uno con otro, para dar lugar a proteínas específicas.

2. Utilizar los aminoácidos y proteínas para la producción de energía o almacenamiento, como las grasas y los hidratos de carbono.

3. Formar la protrombina y el fibrinógeno, ambos factores de coagulación.

4. Formar la albúmina, la proteína más importante de la sangre y cuya misión es transportar muchas moléculas pequeñas a través de la sangre, entre ellas la bilirrubina, el calcio, la progesterona y los medicamentos. Juega un papel importante para impedir que el líquido de la sangre se filtre en los tejidos.

5. Convertir el amoníaco tóxico –gracias a ciertos aminoácidos– en urea menos tóxica que se excreta.

6. Metabolizar los carbohidratos (CHO) en forma de glucógeno (glicogénesis), liberándolo en la sangre en forma de glucosa.

7. Crear glucosa a partir de ácido láctico (gluconeogénesis).

8. Efectuar la lipogénesis, la reacción bioquímica por la cual son sintetizados los ácidos grasos y esterificados o unidos con el glice-

rol para formar los triglicéridos o grasas de reserva, liberándolas cuando las necesidades aumentan.

9. Excretar bilirrubina, un pigmento amarillento que se encuentra en la bilis y que es el resultado de la destrucción de los glóbulos rojos viejos. El hígado ayuda a descomponer la bilirrubina para que el organismo la pueda eliminar en las heces. Si por alguna razón la bilirrubina no se excreta (como en la ictericia obstructiva), las heces se volverán de color arcilla.

10. Actuar como depurativo general.

11. Neutralizar y destruir los venenos y metabolizar el alcohol.

12. Desintoxicar medicamentos y productos químicos, y prácticamente cualquier toxina que entra en el cuerpo. Las toxinas se excretan de dos maneras: se neutralizan y liberan a la sangre, desde allí los riñones y salen por la orina. Vuelca las toxinas directamente en la bilis y, por lo tanto, en los intestinos para su excreción. Esto ayuda al proceso digestivo por la producción de bilis, que se utiliza para la descomposición de las grasas en el tracto intestinal.

13. Ayudar al cuerpo a resistir las infecciones mediante la producción de factores de inmunidad y la eliminación de bacterias del torrente sanguíneo.

14. Convertir los suplementos dietéticos (vitaminas, minerales) en formas no tóxicas para poder utilizarlos y almacenar los excesos. Esto es especialmente significativo en el caso de las vitaminas solubles en grasa (A, D, E y K), aunque también contribuye al almacenamiento de la vitamina B12.

15. Además, el hígado es el responsable de convertir la vitamina D en colecalciferol para que el organismo pueda utilizarla.

16. Ayudar a mantener el equilibrio hormonal del cuerpo.

17. Regenerar su propio tejido dañado.

18. Sintetizar el colesterol a partir de ácidos grasos y eliminen el exceso de colesterol en sangre si es necesario.

19. El hígado produce casi la mitad del colesterol del organismo; el restante procede de los alimentos. Se trata de una molécula biológica extremadamente importante que participa en la estructura

de la membrana celular, así como en ser un precursor para la síntesis de las hormonas esteroides y de ácidos biliares.

20. Tanto el colesterol de la dieta como el que se sintetiza de nuevo se transportan en la circulación como partículas de lipoproteínas, mientras que los ésteres del colesterol se almacenan en las células. El procedente de la dieta se transporta desde el intestino delgado al hígado dentro de los quilomicrones. El colesterol sintetizado por el hígado, así como el de la dieta que se encuentra en exceso en el hígado, se transportan en el suero dentro de las LDL. El hígado sintetiza VLDL y éstas se convierten a LDL por acción de la lipoproteína lipasa asociada con las células endoteliales.

21. El colesterol que se encuentra en las membranas de las células puede ser extraído por las HDL, y el adquirido desde los tejidos periféricos puede entonces transferirse a las VLDL y a las LDL. El transporte reverso del colesterol permite que el colesterol periférico sea devuelto al hígado por las HDL. En última instancia, el colesterol se excreta en la bilis como colesterol libre o como sales de biliares después de la conversión a ácidos biliares en el hígado.

22. Una vez que es segregado por la bilis, el colesterol se mantiene en solución mediante los ácidos biliares y la lecitina, y cuando nuestro organismo advierte un aumento de colesterol se incrementa la concentración biliar en un intento de disolverlo, lo que provoca una cristalización que puede producir cálculos biliares. Si el proceso continúa, el exceso de colesterol trata de ser eliminado a través de las arterias, lo que solamente puede conseguirse si la pared arterial está en buen estado, algo nada habitual en las personas que suelen ingerir abundantes grasas y proteínas animales.

23. El hígado es la víscera clave en el metabolismo del colesterol mediante cuatro procesos:
    - Oxidación de ácidos grasos y formación de ácido acetoacético.
    - Formación de la mayor parte de las lipoproteínas.
    - Formación posterior de cantidades considerables de colesterol y fosfolípidos.

— Conversión de grandes cantidades de carbohidratos y proteínas en grasas.

24. La teoría hasta ahora admitida, y que vamos a rebatir en este libro, es que la síntesis y la utilización del colesterol se deben controlar para prevenir la sobreacumulación y el depósito anormal de colesterol en el organismo, especialmente en las arterias coronarias, lo que puede llevar a la ateroesclerosis, el factor principal para el desarrollo de las enfermedades de esas arterias. No obstante, esta conclusión, como luego veremos, ya es objeto de controversia científica.

CAPÍTULO 2

FUNCIONES DEL COLESTEROL

Fisiología

En realidad, el colesterol no se transporta en la sangre al ser un lípido (un lipoide) y, por lo tanto, no soluble en agua. Lo hace al unirse a las lipoproteínas HDL y LDL. La HDL recoge el colesterol de los alimentos y de las células e impide que pueda adherirse a la pared vascular, efecto que ahora es cuestionable. Habitualmente, esta lipoproteína sale del hígado y es desdoblada para la formación de ácidos biliares, recuperándose de nuevo, salvo que la función hepatobiliar esté dañada.

Ya hemos dicho que los niveles óptimos serían 180, más la edad, pero mucho me temo que en la actualidad ni siquiera los niños están a salvo de que les prescriban fármacos anticolesterol. Ya hemos llegado hasta los 200 y estamos en franco descenso. Dentro de poco, toda la población mundial estará «enferma» y tendrá que medicarse contra el colesterol. En situaciones de estrés, las cifras suelen llegar hasta los 400 o incluso los 500, lo que da lugar a una voz de alarma sobre las verdaderas causas.

Una apreciación más adecuada sería la siguiente:

— De 10 a 19 años, poner tratamiento a partir de los 300 mg/dl.

- De 25 a 29 años, poner tratamiento a partir de los 350 mg/dl.
- De 40 a 59 años, poner tratamiento a partir de los 400 mg/dl.
- De 65 en adelante, poner tratamiento a partir de los 400 mg/dl.

Aunque el tratamiento deberían ser productos naturales, es posible que en determinados casos se pudieran administrar medicamentos hasta que el descenso alcance el nivel óptimo. No obstante, es esencial averiguar las verdaderas causas del aumento.

Se admite el incremento en casos de cáncer y su disminución en casos de cirrosis hepática.

Biosíntesis del colesterol

Cada día, aproximadamente el 10 % de la biosíntesis del colesterol se realiza en el hígado, y más o menos un 15 % en el intestino, mientras que el resto tiene lugar en el citoplasma y los microsomas, las células que catalizan transformaciones metabólicas. Aunque el proceso en el hígado ocurre a una velocidad de 5 x 10 (16) moléculas de colesterol por segundo (unos 1.000 mg al día), la fuente es el ácido acético proveniente de la acetil coenzima A (acetil CoA), una enzima que es el producto de la oxidación de las grasas, carbohidratos y algunas proteínas. No obstante, todos los macronutrientes son precursores potenciales de la síntesis del colesterol, lo que nos lleva a considerar que un aumento de carbohidratos simples refinados en la alimentación incrementa la síntesis del colesterol a partir de la Acetil CoA.

El proceso tiene cinco pasos importantes que pueden resultar confusos para las personas no expertas en biología:

1. Las enzimas acetil-CoA se convierten en 3 hidroxi-3-metilglutaril-CoA (HMG-CoA).
2. La HMG-CoA se convierte en mevalonato.
3. El mevalonato se transforma en la molécula basada en isopreno, el isopentenil pirofosfato (IPP), con la pérdida concomitante de CO_2.

4. El IPP se convierte en escualeno.
5. El escualeno se transforma en colesterol.

Los adultos sanos normales sintetizan colesterol en una proporción de aproximadamente 1 g/d y consumen aproximadamente 0.3 g/d, lo que permite mantener un nivel relativamente constante de colesterol en sangre (150–200 mg/dl), que es regulado, en parte, por la ingestión de colesterol en la dieta. El colesterol de la dieta y de la síntesis interna se utiliza, entre otros, en la formación y estabilidad de las membranas celulares y en la síntesis de las hormonas esteroides y de los ácidos biliares, función en la que se emplea una mayor proporción de colesterol.

La disponibilidad de colesterol para las células se mantiene en un nivel constante, lo que conserva adecuadamente la proporción del colesterol LDL. El propio colesterol, como si se tratase de un organismo independiente, actúa, a su vez, como controlador de ciertas enzimas claves, entre ellas la HMG-CoA reductasa, sobre la cual actúan las estatinas medicamentosas. La insulina activa la síntesis del colesterol, pero el glucagón y la epinefrina la inhiben. La capacidad de la insulina de estimular y del glucagón de inhibir es consistente con los efectos de estas hormonas en otras vías metabólicas. La función básica de estas dos hormonas es controlar la disponibilidad y la entrega de la energía a todas las células del cuerpo. La insulina también contribuye a la regulación a largo plazo del metabolismo del colesterol, incrementando la síntesis de la HMGR (3-hydroxy-3-methyl glutaryl-CoA reductase).

Papel del colesterol

A continuación recordamos la misión tan vital que tiene el colesterol en nuestro organismo.

Control del estrés
Es la sustancia básica para la producción del cortisol, la hormona esteroide que nos permite soportar las situaciones de estrés. Esta hormona

activa la producción de energía y moviliza el potasio, ambos necesarios para el correcto funcionamiento mental y físico. Cualquier situación estresante, incluidas las intervenciones quirúrgicas, las quemaduras o las enfermedades debilitantes, necesitan dosis extras de cortisol. Recordamos que el estrés es un mecanismo de adaptación.

Poder antialérgico

Posee efectos antialérgicos, por su mencionado papel en la producción de cortisol. Si usted es alérgico, evite que le bajen las cifras de colesterol.

Coagulación sanguínea

Es uno de los factores más importantes para la coagulación sanguínea, y sin su presencia tendríamos hemorragias internas imposibles de detener. Su exceso produce agregabilidad plaquetaria, esto es, la unión de las plaquetas al colágeno para formar un tapón, y con ello un obstáculo al flujo sanguíneo formando un coágulo o trombo.

El colesterol mantiene en cifras óptimas la coagulación sanguínea, evitando los efectos mortales que se generan en casos de ictus hemorrágicos. Se opone, por tanto, a los efectos exagerados de los fármacos anticoagulantes.

Producción de hormonas

El colesterol es necesario para la producción de ciertas hormonas, como los estrógenos, la testosterona y la adrenalina. Los testículos y las células de Leydig, productoras de testosterona, necesitan cantidades especiales de colesterol para poder sintetizar esta hormona anabólica. Es la sustancia básica en la producción de las hormonas sexuales, razón por la cual cuando la persona comienza a ver disminuida la producción de hormonas por la edad, el colesterol aumenta para compensarlas. Su presencia permite conservar la potencia eréctil, la fertilidad femenina y la producción de estrógenos. Si hay disfunción eréctil ocasionada por la bajada de los niveles del colesterol, especialmente inducida por los medicamentos, ya sabe cuál es el tratamiento.

Como precursor de las hormonas sexuales femeninas y masculinas, influye en el desarrollo de las mamas y el ciclo menstrual, en el mantenimiento del embarazo gracias a la progesterona y en las características masculinas de los varones. Los bajos niveles de colesterol se relacionan con una disminución de la testosterona plasmática. Los niveles altos ocasionarían infertilidad masculina por astenozoospermia.

Significativo es el hecho de que la terapia con estrógenos puede reducir los niveles de colesterol y, paradójicamente, la disminución del colesterol mediante las estatinas reduce los niveles de estrógenos.

También es la base para sintetizar glucocorticoides (cortisol, cortisona y corticosterona), hormonas antagonistas de la insulina, ambas reguladoras del metabolismo de las grasas y proteínas.

Interviene en la producción de aldosterona, un mineralcorticoide de cuya producción depende el equilibrio hídrico del organismo y que es producida por la progesterona; permite la migración del potasio desde las células al torrente sanguíneo y contribuye a mantener la presión arterial adecuada y la elasticidad de los vasos sanguíneos. Actúa en oposición a la hormona hipofisaria antidiurética (ADH) o vasopresina, regulándola. Esta hormona controla la mayoría de los macro y oligoelementos.

Todas las hormonas esteroides son derivadas del colesterol, sirviendo como ejemplo la pregnenolona, molécula precursora de todos los esteroides, entre ellas la progesterona, la cual es producida directamente del colesterol.

En resumen, a partir del colesterol se forman:

— Corticoides (glucocorticoides y mineralcorticoides).
— Hormonas sexuales masculinas (andrógenos y testosterona). Los esteroides anabolizantes son de origen andrógeno.
— Hormonas sexuales femeninas.
— Facilita la conversión del ergocalciferol (vitamina D2) a colecalciferol (vitamina D3).

Piel y músculos

Ayuda a la formación de los tejidos musculares desgastados por el trabajo, y contribuye a la formación del hueso, en este caso por su efecto en el metabolismo de la vitamina D. Se comporta como anabolizante muscular.

Proporciona fluidez y elasticidad a la piel. Sin embargo, un exceso ocasionaría depósitos de colesterol en la piel y en los tendones, llamados xantomas, que se manifiestan como una inflamación o protuberancia bajo la piel, suave al tacto y de color amarillo, con bordes claramente definidos. Cuando tienen lugar en los párpados se denominan xantelasmas.

Equilibrio hídrico

Regula la concentración del sodio y el potasio, lo que estabiliza la presión arterial, la presión osmótica y la función cardíaca. Permite la migración del sodio desde la sangre hasta las células.

Formación de la bilis

De la cantidad total, un 80 % se utiliza para la formación de la bilis, un líquido que es producido y secretado por el hígado y almacenado en la vesícula biliar.

La bilis, cuando llega al duodeno, ayuda a realizar la digestión al descomponer las grasas en ácidos grasos, los cuales pueden ser transportados al cuerpo por medio del tubo digestivo. La bilis, pues, al segregarse en presencia de grasa, es decisiva para su metabolismo.

Su composición básica es colesterol, aunque también encontramos ácidos biliares (también llamados sales biliares), bilirrubina, agua, sales minerales (potasio y sodio), cobre y otros metales.

Puesto que forma los ácidos biliares, también facilita la formación de materia fecal viscosa. El estreñimiento puede estar producido por la disminución del coprostanol (coprosterol), formado a partir del colesterol, y que causa apatía intestinal por disminución del peristaltismo. Su carencia ocasiona también una disminución de los microorganismos intestinales.

Células

La membrana celular, denominada también membrana plasmática, es la parte externa de las células que delimita su territorio y controla su contenido químico. En su composición química, los lípidos –entre ellos el colesterol– forman una doble capa y las proteínas se disponen de una forma irregular y asimétrica entre ellos. Estos componentes presentan movilidad, lo que confiere a la membrana un elevado grado de fluidez y elasticidad.

Se divide en interna y externa, y entre ambas delimitan el territorio celular y controlan su contenido químico. En la composición química de la membrana entran a formar parte fosfolípidos, colesterol, glúcidos y proteínas. Estos componentes presentan movilidad, y también permiten una fijación selectiva a determinadas entidades químicas a través de receptores, lo que facilita el reconocimiento celular y suministra puntos de anclaje para componentes de la matriz extracelular, que asegura el mantenimiento de una forma determinada y la regulación de la fusión con otras membranas, permitiendo el paso de ciertas moléculas.

De la integridad de la membrana depende el intercambio de materia entre el interior de la célula y su ambiente externo, el reconocimiento y comunicación con el resto de las células, pero también ejerce como una barrera eficaz para separar dos medios acuosos, el medio donde vive la célula y el medio interno celular.

La permeabilidad de la membrana facilita la captación de los nutrientes externos y la eliminación de las sustancias de desecho procedentes de su metabolismo, lo que permite mantener su medio interno estable.

Dentro de la célula están los *peroxisomas* que ayudan a deshacerse de sustancias tóxicas. Estos orgánulos citoplasmáticos constan de una membrana de doble capa lipídica que contiene diversas proteínas de función enzimática. Predominan en el hígado, en el riñón y en el cerebro durante el período de formación de la *mielina*. Intervienen en el metabolismo de los lípidos y el colesterol, contribuyendo en la formación de los ácidos biliares y la regulación de la bicapa grasa de las membranas celulares y subcelulares, asegurando así su permeabilidad y evitando la cristalización de los hidrocarburos en la membrana.

Los continuos cambios del contenido intracelular de colesterol ocurren por medio de la regulación de enzimas importantes para su síntesis, así como por alteraciones en los niveles de los receptores en la superficie de las células para el LDL. Cuando las células necesitan colesterol, inducen su síntesis y absorción, y ocurre justo lo contrario cuando la necesidad disminuye. La regulación de estos eventos se hace principalmente por cambios en la trascripción de enzimas reguladoras que responden a los esteroles y por la degradación controlada de la HMGR, la enzima que regula finalmente los niveles de colesterol.

El colesterol es imprescindible para las mitocondrias, y su descenso ocasiona un debilitamiento de la capacidad organizativa de las células, así como fallos en el sistema inmunológico.

Las mitocondrias son orgánulos celulares encargados de suministrar la mayor parte de la energía necesaria para la actividad celular (respiración celular), actuando como centrales energéticas de la célula y sintetizando ATP a expensas de los carburantes metabólicos, entre ellos el colesterol.

En concreto, las subidas del colesterol obedecen a un intento del organismo de regular trastornos orgánicos, y seguirán manteniéndose, e incluso aumentando, si los problemas subyacen. Las células afectadas seguirán enviando mensajes al hígado para que aumente su producción de colesterol, aunque con frecuencia la carencia de un receptor en el complejo colesterol-lipoproteína LDL impida su aprovechamiento.

De persistir este mal, se forman depósitos difusos y nodulosos de colesterol en todos los órganos, que se detectan como una anomalía en los análisis de sangre. Finalmente, los pacientes fallecerán, más por la administración de los medicamentos reductores que por enfermedades arterioscleróticas. Si a esta bajada se une una reducción del potasio, las posibilidades mortales son altas.

Con el tiempo, hay un aumento en la frecuencia de padecer cáncer, debido a fallos en la membrana celular.

Regula la calidad del sueño

Un aumento del colesterol puede provocar somnolencia durante el día y, especialmente, después de las comidas, mientras que su disminución producirá insomnio y pesadillas.

Indispensable en el metabolismo de las vitaminas liposolubles A y D

La piel es capaz de sintetizar vitamina D3 en presencia de la luz a partir del colesterol. La vitamina D (en realidad es un esteroide) mejora la absorción del calcio para los huesos, y juega un papel importante en los sistemas nervioso, muscular e inmunológico. Una deficiencia de vitamina D puede llevar a enfermedades de los huesos como la osteoporosis o el raquitismo. El aumento de osteoporosis y osteomalacia podrían ser una consecuencia de la lucha irracional contra el colesterol.

Interviene en la integridad de los telómeros, los extremos de los cromosomas que nos proporcionan longevidad y salud.

CAPÍTULO 3

FALLOS EN LOS MITOS DEL COLESTEROL

Mientras que los mitos sobre los peligros del colesterol son ya de conocimiento universal, el debate sobre el papel del colesterol en las enfermedades del corazón no está exento de defectos. Los principales son el resultado de agrupar cosas cuando deberían analizarse por separado, y en su defecto hay que conectar otras cosas que deben ser conectadas.

Al no realizarse pruebas continuadas en los animales, no es posible saber con exactitud hasta qué punto los lípidos ocasionan enfermedades del corazón. En el ser humano nos encontramos con datos no concluyentes, más que con estudios de laboratorio realizados a doble ciego. Es decir, que ningún humano va a atiborrarse de colesterol solamente para que comprueben hasta qué punto le puede afectar.

Si nosotros insistimos en la idea de que el colesterol sube en nuestro cuerpo como un método orgánico de defensa, estamos elaborando una hipótesis que puede ser modificada, y en ocasiones contradecida, pero nunca rechazada. La «hipótesis de los lípidos» debe ser al menos escuchada.

Ravnskov utiliza los términos «idea de una dieta para el corazón» e «hipótesis de los lípidos». El Dr. Daniel Steinberg, por su parte, insiste en que el colesterol y las lipoproteínas (en especial las de baja densidad) han sido «acusadas, juzgadas y declaradas culpables, en última instancia» de causar aterosclerosis y la enfermedad cardiovascular. La confusión comienza en asociar el colesterol de la dieta con el presente en la sangre, casi nunca interdependientes. Si la hormona tiroidea está inhibida, el colesterol de la dieta produce un aumento de los niveles de colesterol en sangre y la posterior aterosclerosis.

Debido a que en las décadas de 1950 y 1960 no hubo manera de reducir el colesterol, excepto por la sustitución de las grasas saturadas por grasas poliinsaturadas, los investigadores avalaron la creencia de que todo dependía de la dieta y que la presencia de colesterol en sangre era la causa de las enfermedades cardíacas. Pero como la presencia de los lípidos en sangre a causa de la dieta son variables, esta hipótesis condujo a una gran confusión.

Posteriormente, la salida al mercado del *clofibrato* impuso un nuevo modelo de tratamiento, hasta que sus efectos secundarios, en especial la predisposición a padecer enfermedad vascular periférica, tromboflebitis, angor pectoris o claudicación intermitente, desaconsejaron su utilización.

Si se suprimen las grasas saturadas de la dieta y se aumentan las poliinsaturadas ¿cuál es la causa real de la disminución de las grasas en sangre? Ensayos dietéticos en el momento, a menudo con varios defectos, apoyaron la hipótesis de los lípidos, pero ciertamente no es infalible.

La ciencia aseguró que el colesterol HDL puede eliminar el colesterol de las células blancas de la sangre cargadas de lípidos que entran en la pared del vaso sanguíneo durante la formación de lesiones ateroscleróticas, mientras que los restos de VLDL y quilomicrones ricos en triglicéridos (otro tipo de lipoproteína) pueden ser asumidos por los glóbulos blancos llamados macrófagos para producir estas mismas células espumosas.

La mayor parte de la culpa, sin embargo, recaería en el LDL, pero sólo puede ser asimilado por los macrófagos una vez que está dañado por los radicales libres (oxidados) o los azúcares que flotan libremente (glicosilada). El LDL dañado de esa manera –pero no el que no ha sido dañado– no sólo es asimilado por las células blancas de la sangre, sino que es atraído a las paredes de los vasos sanguíneos, siendo inmovilizado e iniciando una cascada inflamatoria. Debido a que el LDL oxidado puede estimular esta inflamación, la dicotomía entre los lípidos y la inflamación es falsa.

Por lo que sabemos, casi 32 millones de estadounidenses toman estatinas para reducir sus niveles de colesterol, pero probablemente no sepan que estos fármacos pueden producir efectos secundarios como diabetes y pérdida de memoria, entre otros. ¿Por qué no lo saben? Porque la FDA no consideró que estos medicamentos deben llevar una advertencia de estos posibles peligros. Más tarde rectificó y las nuevas etiquetas advierten a médicos y pacientes de que las estatinas pueden causar hiperglucemia (es decir, altos niveles de azúcar en sangre) y aumentar el riesgo de desarrollar diabetes. Advertencia tan inútil como poner en las cajetillas de tabaco la leyenda «el tabaco mata». Y es que el paciente suele argumentar, en un alarde de ingenuidad, que si el médico se lo ha recetado es por algo. Recientemente y volviendo a la diabetes, ya se ha confirmado que las estatinas aumentan el riesgo de padecer esta enfermedad. Tal es así que la consejera de sanidad Mercedes Roldós ha recordado que cerca de 380 millones de personas podrían padecer esta enfermedad dentro de 20 años. Si tenemos en cuenta que en Alemania, en el año 2000, se han realizado más de 20 millones de pruebas para determinar el colesterol, siendo medicados un 70 % de los pacientes, es fácil establecer una conexión entre medicación y enfermedad.

La FDA también añade una advertencia de que las estatinas pueden causar pérdida de memoria y confusión en algunos pacientes, aunque no especifica quiénes tienen mayor riesgo de pérdida de memoria al tomar estatinas. Uno no puede dejar de preguntarse sobre el verdadero propósito de estas nuevas advertencias en las estatinas, puesto que su utilización se sigue recomendando.

Al parecer, tenemos que mantener a millones de personas conectadas a los medicamentos de estatinas, pero sólo queremos asegurarnos de que son conscientes de los efectos secundarios. Si tenemos en cuenta que el 17 % de las mujeres mayores de 15 años están medicadas contra el colesterol, la cifra es preocupante. En los hombres en este rango de edad es del 16 %.

Experiencias con conejos

Se ha utilizado el modelo del conejo alimentado con colesterol para averiguar si se produce un efecto que se parezca a la aterosclerosis humana. Sin embargo, a diferencia de esta última, el conejo alimentado con colesterol tiene sus ojos y los órganos internos rellenos de colesterol. Es cierto que el colesterol también se deposita en las arterias del conejo, pero estos depósitos no se parecen ni remotamente a lo que se encuentra en la aterosclerosis humana.

Es cierto que los conejos alimentados con grandes dosis de colesterol puro disuelto en aceite de girasol desarrollan depósitos de colesterol en todos sus órganos internos, pero no se puede producir aterosclerosis ni grandes depósitos en los órganos internos simplemente mediante la alimentación. Sin embargo, los conejos alimentados con leche de vaca suelen tener sus arterias afectadas y estas lesiones sí se parecen a las humanas. Estas grasas procedentes de la leche se desarrollan primero debajo de la capa endotelial (la que tiene contacto con la sangre); entonces, los monocitos (glóbulos blancos) se incrustan debajo del endotelio, empiezan a engullir los lípidos y se transforman en grandes células fagocíticas llenas de lípidos; las células del músculo liso migran por los canales sanguíneos para formar una capa fibrosa, lo que resulta en engrosamientos elevados o placas en la pared arterial. El núcleo de la lesión contiene entonces glóbulos blancos ricos en lípidos y cristales de colesterol que a menudo contienen grandes cantidades de calcio.

Las lesiones no aparecen en posiciones aleatorias, y se localizan en un patrón predecible. No es exactamente el mismo que en el ser humano, pero como en el humano, el tipo de flujo de sangre determinará si las paredes arteriales desarrollarán una lesión de este tipo. La anatomía del conejo no es exactamente igual que la del ser humano, por lo que sería sorprendente y del todo inesperado si los dictados del flujo sanguíneo causaran las mismas lesiones justo en los mismos lugares que en los seres humanos. Lo que debemos esperar es que los mismos principios fisiológicos subyacentes dicten por qué se desarrollan.

La mayor diferencia que Ravnskov observa es que las lesiones en el conejo nunca se ulceran y nunca se rompen –más sorprendente, nunca conducen a un ataque al corazón–. Así que los factores que producen la lesión no son necesariamente los mismos que los que hacen que se rompa.

El principal factor determinante de la ruptura de la placa es el equilibrio entre la síntesis de colágeno y su degradación. Las células T, células espumosas, células musculares lisas y células endoteliales dentro de la placa pueden todas secretar compuestos inflamatorios que aumentan la degradación del colágeno o disminuyen su síntesis. Aunque las LDL oxidadas pueden mejorar este proceso, está lejos de ser el único factor.

La importancia del colágeno plantea un punto más, pues su producción depende de la disponibilidad de la vitamina C, y la mayoría de los animales, incluyendo los conejos, producen su propia vitamina C. Es muy posible que la aterosclerosis no conduzca a la ruptura de la placa en el conejo, ya que tiene un nivel de vitamina C mucho más alto, y por lo tanto es capaz de producir suficiente colágeno para proteger la lesión. El colesterol en el conejo alimentado por humanos en realidad demuestra una sorprendente similitud con la hipercolesterolemia familiar humana (FH). En los casos severos de homocigotos FH, lo que significa que es causado por dos genes defectuosos, en cada uno de los padres el colesterol se deposita en los párpados, las articulaciones, los órganos internos y otras áreas del cuerpo, además de las arterias. Pero cuando hay un solo gen defectuoso, la aterosclerosis es más severa y aparece más temprano en la vida. En el resto de los conejos el colesterol es irrelevante.

Hipercolesterolemia familiar

La HF es una condición en la que el receptor de LDL es defectuoso y las células no pueden recoger de manera eficiente las partículas de LDL de la sangre. Puesto que las células mantienen sus propias concentraciones de colesterol mediante el ajuste de la tasa de la síntesis de colesterol, un receptor de LDL defectuoso sólo tiene un efecto en el organismo: elevar el nivel de colesterol en sangre. Por lo tanto, la HF ofrece una evidencia a favor de la hipótesis de los lípidos. Sin embargo, para Ravnksov, se trata de un defecto genético que la mayoría de la gente no tiene, por lo que debemos considerarlo como un fenómeno completamente independiente.

En realidad, no sabemos en qué se parece la gente que no tiene este defecto. Otras personas pueden tener los receptores de LDL totalmente funcionales, pero pueden degradarlos a un ritmo mayor o entregarlos a la superficie de las células a un ritmo menor. El receptor de LDL requiere la hormona tiroidea para funcionar, y muchas personas tienen una condición de la tiroides subóptima. Así que bien puede ser el caso de que el colesterol alto es a menudo causado por la disminución del funcionamiento del receptor de LDL, esto es, de la glándula tiroides. Dicho esto, deberíamos examinar qué medicamentos de uso habitual o qué alimentos causan esta disfunción. Y puesto que el problema del colesterol es universal, deberíamos revisar qué les hace igual a tantas personas: alimentación, emociones, fármacos, vacunas, contaminación electromagnética…

Al mismo tiempo, un receptor defectuoso también causa que el LDL permanezca en la sangre durante más tiempo. Los estudios de autopsias en personas afectadas muestran que la deposición de colesterol aumenta no sólo en sus arterias, sino por lo general a través de sus cuerpos. Muchos otros órganos están impregnados con el colesterol, al igual que nosotros encontramos en los conejos alimentados con colesterol. Por lo tanto, cualquier conclusión de que los datos de la hipercolesterolemia familiar son válidos para el resto de la humanidad no es cierta. Aunque los efectos son similares, las causas no lo son.

Conexión con los PUFA

El antioxidante probucol previene el desarrollo de la estría grasa en el conejo, lo que demuestra que actúa sobre el LDL oxidado, pero no en el LDL regular, el cual se acumula en las células espumosas, una parte fundamental en la formación de la «estría grasa». Sin embargo, la estría grasa no es un precursor de la lesión aterosclerótica. Así que, aunque el LDL oxidado puede contribuir al desarrollo de las estrías grasas, no lo hace en las lesiones ateroscleróticas ni causa ataques al corazón en el resto de las personas. Resultados similares son los referidos al resveratrol. La pregunta es si verdaderamente sirve de algo aprender con los conejos.

Ahora vemos que un enfoque más adecuado de los niveles de colesterol podía haber evitado tanto desperdicio de talento, esfuerzo y dinero que podría haber sido utilizado para buscar más aspectos de las enfermedades del corazón. Al mismo tiempo, los que estamos en el mundo de las medicinas alternativas estamos perdiendo una enorme cantidad de tiempo y esfuerzo discutiendo si el colesterol tiene algo o nada que ver con las enfermedades del corazón, y deberíamos emplear nuestro tiempo en buscar alternativas naturales a las estatinas y facilitar que sea el organismo quien regule los niveles óptimos en cada persona.

CAPÍTULO 4

GRASAS RELACIONADAS

Clasificación básica

La mayoría de las grasas están compuestas de glicerol combinado con ácidos grasos, y sus diferencias están a nivel molecular, en cuanto a su contenido en triglicéridos, esteroles y colesterol, así como fósforo.

Glicerol
El glicerol, o glicerina, es un líquido incoloro y dulce que se emplea a menudo para elaborar bizcochos, aunque en este proceso también se sustituye por sebo de cerdo.

Muy higroscópico, soluble en agua y alcohol, se obtiene saponificando las grasas por el vapor de agua sobrecalentado que arrastra los ácidos grasos y la glicerina, lo que da lugar a una solución acuosa de ésta en la que sobrenadan los ácidos citados. Se obtienen también como producto secundario en la fabricación de los jabones y se purifica por destilación.

Ácidos grasos
Ácido graso es cualquiera de los ácidos orgánicos cuya molécula está formada por dos átomos de oxígeno y doble número de átomos de

hidrógeno que de carbono. Los de mayor número de átomos de carbono, al combinarse con la glicerina, forman las grasas.

El ácido metanoico (fórmico) y el ácido etanoico (acético) son los ácidos grasos más simples, y ambos tienen un sabor amargo, irritan la piel y tienen un olor penetrante. Otros ácidos grasos con estructura más complicada son el butanoico, el hexanoico y el octanoico, todos ellos con un olor desagradable. Los ácidos esteárico, palmítico y nafténico son materiales grasientos que tienen poco olor. Una fuente cada vez más importante de ácidos grasos es el tallol, un subproducto obtenido en la fabricación de la pasta de papel con madera de pino.

Ácidos grasos esenciales

Recibieron el nombre de ácidos grasos esenciales cuando se descubrió su importancia en la alimentación humana y su papel como emulgente de las grasas saturadas, además de que deben obtenerse a través de la dieta. Sin su presencia, las membranas celulares se deteriorarían y ningún tejido corporal estaría en buen estado. Las grasas saturadas no podrían circular libremente en sangre, adhiriéndose rápidamente a las arterias y al tejido adiposo (ésta sería una de las causas primordiales de la obesidad y las enfermedades coronarias), y tampoco podrían formarse las prostaglandinas, hormonas que poseen los siguientes efectos:

- Constricción o dilatación en las células musculares lisas del tejido vascular.
- Agregar o desagregar las plaquetas.
- Sensibilizar las neuronas espinales al dolor.
- Disminuir la presión intraocular.
- Regular la mediación inflamatoria.
- Regular el movimiento de calcio.
- Controlar la regulación hormonal.
- Controlar el crecimiento celular.
- Tono y permeabilidad vascular.

La inhibición de la síntesis de prostaglandinas es el mecanismo de acción de una clase de fármacos antiinflamatorios, antipiréticos y analgésicos: los AINE. Esto confirma la teoría de que son los procesos inflamatorios los más perjudiciales a nivel vascular, y no las tasas de colesterol.

Una carencia de ácidos grasos esenciales ocasiona unas articulaciones resecas (puede ser confundida con artrosis), continuos desgarros musculares en los deportistas que no toman grasas y dislocaciones articulares frecuentes al realizar un movimiento brusco. Del mismo modo, la piel acusa pronto esa carencia de elasticidad, dando origen a la aparición prematura de arrugas y ocasionándose también una pérdida de la almohadilla que debe proteger el movimiento de órganos tan vitales como los riñones y el hígado. Estos problemas van unidos frecuentemente a una débil resistencia al frío y la falta de energía a última hora de la tarde.

Fosfolípidos

Combinados con otras sustancias, se encuentran ácidos grasos en forma de fosfolípidos (glicerol, más ácido fosfórico, más colina), los cuales forman parte de la estructura de las células y son un puntal básico de nuestra alimentación, sobre todo en la infancia. Los encontramos también en gran cantidad en el tejido nervioso, hepático y en la sangre. Forman parte esencial de todas las membranas celulares y son imprescindibles en el intercambio transmembranario, base de la actividad celular, y en la formación del colesterol HDL.

Clasificación de los ácidos grasos

Los ácidos grasos presentes en nuestra alimentación se pueden clasificar en dos grandes grupos: los ácidos grasos saturados y los insaturados. También hay dos grupos más, denominados ácidos grasos monoinsaturados y poliinsaturados. Forman parte de los fosfolípidos y glucolípidos, moléculas que constituyen la capa lipídica de todas las membranas celulares. En los seres humanos, la mayoría de los ácidos grasos se encuentra en forma de triglicéridos que se almacenan en el tejido adiposo.

Saturados

Los ácidos grasos saturados son sólidos a una temperatura ambiente de 20 °C y, ejemplos de ello los tenemos en la manteca de cerdo, el sebo y la grasa de coco o palma. Deben su nombre de saturados al hecho de que sus átomos de carbono están saturados de hidrógeno. Además de la dieta, son producidos por el propio organismo. Algunos ejemplos de ácidos grasos son el ácido palmítico, el ácido esteárico, el ácido mirístico y el ácido lignocérico.

Forman parte de las grasas saturadas, triglicéridos formados por tres moléculas de ácidos.

Su función es:

– Proporcionar energía.
– Transportar vitaminas solubles en grasa.
– Proteger a los órganos internos.
– Inhibir el crecimiento de células cancerosas (ácido butírico).
– Mejorar las reacciones inmunes (ácido palmítico).

Ácidos grasos saturados más comunes

En la medida en que su cadena (C) sea más corta, su efecto sobre el aumento del colesterol será menor.

Descripción detallada:

Ácido butírico

El ácido butírico es una grasa saturada, lo cual significa que todas las uniones de carbono en el centro de la cadena están ligadas a un átomo de hidrógeno. Es también una de las grasas cortas con sólo cuatro átomos de carbono.

ESTRUCTURA	NOMBRE	SE ENCUENTRA EN
C 4:0	butírico	leche de rumiantes
C 6:0	caproico	leche de rumiantes
C 8:0	caprílico	leche materna, vaca y aceite de coco
C 10:0	cáprico	leche de rumiantes, aceite de coco
C 12:0	láurico	aceite de coco, aceite de nuez de palma
C 14:0	mirístico	coco, nuez de palma, otros aceites vegetales
C 16:0	palmítico	abundante en todas las grasas animales
C 18:0	esteárico	grasas animales, cacao

Ácido caproico (o hexanoico)

Se encuentra en la leche de cabra y es el responsable de su peculiar olor.

Ácido caprílico

El ácido caprílico, una cadena corta de ácidos grasos, es muy eficaz contra la candidiasis (hongos) y se encuentra en abundancia en el yogur. A temperatura ambiente se presenta como un líquido incoloro de olor tenue. Es mínimamente soluble en agua, y es usado comercialmente para la producción de productos de perfumería y colorantes.

Ácido cáprico (o decanoico)

Es sintetizado en las células de la piel de las cabras. Se trata de una sustancia blanca, cristalina y de olor rancio que se encuentra en los aceites naturales en forma de glicérido. Se utiliza en la producción de perfumes, sustancias aromatizantes, agentes humidificadores y aditivos alimentarios.

Ácido láurico (o dodecanoico)

Corresponde a un ácido graso saturado de cadena intermedia. Inicialmente se sugirió que el ácido láurico no elevaba los niveles de colesterol; sin embargo, estudios recientes han demostrado que sí lo hace, aunque en una proporción menor que el palmítico. El aceite de coco (rico en láurico) aumenta más los niveles de colesterol que la grasa de cordero.

Ácido mirístico

Aunque en menor medida que el palmítico, también aumenta la concentración de colesterol total. La dieta mixta habitual contiene cantidades pequeñas de ácido mirístico, presente fundamentalmente en la mantequilla.

Ácido esteárico

Parece que no eleva los niveles plasmáticos de colesterol total, según distintos estudios en animales y humanos, en contraste con otros ácidos saturados. Este ácido se metaboliza más rápidamente hacia ácido oleico que otras grasas saturadas.

Ácido palmítico

Es un ácido graso saturado de cadena larga, formado por dieciséis átomos de carbono. Su nombre químico es ácido hexadecanoico. El ácido palmítico es un sólido blanco que se licúa a unos 63,1 °C.

Se trata del principal ácido graso saturado de la dieta y constituye aproximadamente un 60 % de éstos. Es el más abundante en las carnes y grasas lácteas (mantequilla, queso y nata), así como en los aceites vegetales, como el aceite de coco y el aceite de palma.

Diferentes investigaciones han demostrado que incrementa los niveles de colesterol total y LDL cuando sustituyen en la dieta a los hidratos de carbono u otro tipo de grasas.

Es el primer ácido graso que se produce durante la lipogénesis y a partir de él se pueden formar otros ácidos grasos de cadena más larga.

Es el ácido graso menos saludable, pues es el que más aumenta los niveles de colesterol LDL en sangre, por lo que es el más aterogénico (productor de ateromas o coágulos en las arterias).

Durante la segunda guerra mundial se usaron derivados del ácido palmítico para la producción de NAPALM, una poderosa bomba incendiaria.

Ácidos grasos esenciales

Los ácidos grasos omega 6 –ácido araquidónico (AA)– y los ácidos grasos omega 3 –ácido docosahexaenoico (DHA)– son los únicos ácidos grasos que son verdaderamente esenciales, aunque también podríamos incluir al ácido linoleico (AL) y el ácido α-linolénico (AAL). Desempeñan un papel esencial en las interacciones fisiológicas de coordinación entre las células. Los eicosanoides que afectan al comportamiento celular y la interacción entre las células pueden verse afectados por el desequilibrio entre omega 3 y 6. El ácido eicosapentaenoico (EPA) que se produce en los productos de pescado probablemente no sea un constituyente normal del cuerpo de los mamíferos y su exceso interfiere con el metabolismo de los AA.

El DGLA (dihomogammalinolénico) solamente se encuentra en ciertas especies de pescado y tiene propiedades muy interesantes para la salud humana. Tiene efectos antiinflamatorios, en marcado contraste con el ácido araquidónico. Tomado por vía oral en un pequeño estudio, los DGLA han producido efectos antitrombóticos.

Se encuentra en la leche humana, aunque el organismo lo puede producir a partir del ácido gammalinolénico y ciertas vitaminas del grupo B. Se inhibe en presencia de cafeína y alcohol.

Omega 3

Ácido eicosapentaenoico (EPA)
Ácido α-linolénico (ALA)
Ácido docosahexaenoico (DHA)

Ácido alfa-linolénico (ALA)
Ácido estearidónico (SDA)
Ácido eicosatetraenoico (ETA)
Ácido decosapentaenoico (DPA)

Están presentes en los aceites de pescado azul y los aceites de cártamo, girasol, maíz, soja, onagra, calabaza y germen de trigo. La verdolaga, una verdura considerada maleza que hay que eliminar, contiene más ácido graso omega 3 que cualquier otro vegetal. También tiene vitamina C y reduce la producción de ateromas.

La necesidad que tenemos de EPA se ha exagerado por varios factores: el uso de dietas compuestas principalmente de sacarosa, glucosa o jarabe de maíz; las dietas deficientes en vitamina B6; el uso de marcadores bioquímicos cuestionables en lugar de buscar el índice para la deficiencia de EPT (ácidos grasos esenciales), así como la generalización de los estudios utilizando animales experimentales jóvenes.

Omega 6

Se trata de ácidos grasos poliinsaturados que se encuentran preferentemente en los aceites de maíz y pepita de uva. Su consumo baja el nivel del colesterol total y del colesterol LDL, pero también el nivel de colesterol HDL, por lo que necesita estar ajustado en relación al omega 3, cuya proporción debería ser de 5:1 a 10:1. Como el 10 % de las calorías provenientes de las grasas corresponde aproximadamente a 22 gramos de grasa poliinsaturada en una dieta de 2.000 kcal, entonces, 18 a 20 gramos debieran provenir de aceites vegetales ricos en omega 6 como el de maíz y al menos de 2 a 3 gramos de la grasa ingerida al día deberían provenir de omega 3, preferentemente de origen marino o bien de aceites vegetales como la soja.

Nuestra dieta actual, sin embargo, posee un exceso de omega 6 y un déficit de omega 3, ya que los omega 6 están también presentes en las mayonesas, los productos elaborados y la mayoría de los aceites.

El ácido linoleico, el ácido graso más corto de la cadena omega 6, es un ácido graso esencial. El ácido araquidónico es un ácido graso fisiológico y el precursor de las prostaglandinas y otras moléculas fisiológico-activas. Cuando los niveles entre omega 6 y 3 están descompensados, aumenta la probabilidad de padecer ciertas enfermedades relacionadas con el metabolismo de las grasas.

También se encuentran en este grupo: ácido eicosadienoico, ácido docosadienoico, ácido adrénico, ácido docosapentaenoico, ácido caléndico y ácido dihomogammalinoleico.

Sus acciones son:

— Impedir la acción de los omega 3 (por desplazamiento), contrarrestando la acción a nivel cardiovascular.
— Favorecer la vasoconstricción (disminuyendo el flujo sanguíneo y aumentando la presión arterial).
— Espesar la sangre (favoreciendo la formación de trombos). Posee un efecto coagulante que en ocasiones puede ser beneficioso.
— Favorecer un buen aspecto de la piel.

Presencia:

— Ácido linoleico (AL): aceite de maíz, de cártamo, de soja, de semilla de algodón y de girasol.
— Ácido gamma-linolénico (GLA): leche materna y semillas de grosella y onagra.
— Ácido araquidónico (AA): carne, aves y huevos.
— También semillas de borraja, ajos, raíz de valeriana, coles de bruselas, sésamo y soja.

Omega 9

Los ácidos grasos omega 9 son un tipo de ácido graso monoinsaturado que se encuentra en algunos alimentos. Algunos estudios sugieren que estos ácidos grasos son beneficiosos para prevenir y combatir el cáncer de mama. Los efectos biológicos se deben generalmente a sus interacciones con los ácidos grasos omega 3 y omega 6, y algunos son componentes comunes de las grasas animales y los aceites vegetales.

Las grasas monoinsaturadas se encuentran en:

- Aceite de oliva, aceite de cacahuete y aceite de canola.
- Almendras, cacahuetes y anacardos.
- Aguacate.

Los más importantes:

Ácido oleico, que es el componente principal del aceite de oliva y de otras grasas monoinsaturadas. Las ventajas de este nuevo aceite es que resiste mejor las temperaturas que se generan al freír los alimentos y se descompone más lentamente, pudiendo reutilizarse más veces, siempre y cuando se filtre de manera adecuada.

Ácido erúcico, que está presente en la canola *(Brassica napus),* las semillas de erísimo (wallflower) y las semillas de mostaza.

A diferencia de los ácidos grasos omega 3 y 6, no se clasifican como ácidos grasos esenciales (EFA), pues pueden ser sintetizados por el organismo y no es necesario aportarlos con la dieta. Parte de sus efectos se deben a las interacciones con los ácidos grasos omega 3 y omega 6.

Requisito de ácidos grasos esenciales (EPT)

Durante el crecimiento y el desarrollo es menos del 0,5 % de calorías cuando nos alimentamos de grasas animales y menos del 0,12 % de calorías cuando se suministra a través del hígado. En las dietas bajas en aceites vegetales recalentados y ricas en minerales esenciales, biotina y vitamina B6, la necesidad es probable que sea mucho menor.

Los adultos que se recuperan de una lesión vascular, que sufren enfermedades degenerativas que implica el estrés oxidativo, o que buscan aumentar la masa muscular pueden tener un requisito mayor. Para las mujeres que están tratando de concebir, o que están embarazadas o en período de lactancia, la necesidad de EPT puede ser de hasta el 1 % de las calorías. En otros adultos sanos, sin embargo, el requisito es infinitesimal, si es que existe.

Las mejores fuentes de ácidos grasos esenciales son el hígado, la mantequilla y las yemas de huevo, sobre todo de animales criados en pastos. No obstante, también se encuentran en las nueces, las semillas de sésamo, el aceite de pescado, las semillas de girasol, el aceite de oliva, los anacardos y, por supuesto, el pescado. Durante el embarazo, la lactancia y la infancia, las pequeñas cantidades de aceite de hígado de bacalao pueden ser útiles para proporcionar DHA extra, al mismo tiempo que aporta cantidades significativas de vitaminas solubles en grasa, especialmente A y D.

Los vegetarianos u otras personas que llevan una dieta baja en grasa animal deben considerar síntomas como la piel escamosa, pérdida de cabello o infertilidad, que pueden ser signos de deficiencia de EPT, y añadir B6 o grasa de coco a sus dietas. Hay que tener en cuenta que un exceso de linoleato (ácido linoleico), presente en el aceite vegetal, va a interferir en la producción de DHA, mientras que un exceso de EPA procedente del aceite de pescado va a interferir en la producción y utilización del AA (ácido araquidónico).

Un exceso de ácidos grasos esenciales, como puede ser en el caso de los ácidos grasos poliinsaturados (PUFA), contribuye al estrés oxidativo. La vitamina E y otros nutrientes antioxidantes no pueden proteger totalmente contra el estrés oxidativo inducido por la dieta PUFA. Por lo tanto, el consumo de EPT debe mantenerse lo más cerca del requisito mínimo, pero sin que se abandone una dieta apetitosa y nutritiva.

Se considera más saludable el ácido gammalinolénico, un omega 3. El ácido gammalinoleico –un omega 6– se convierte en un AGL, igualmente saludable, salvo que se convierta en ácido araquidónico.

Ácidos grasos poliinsaturados (PUFA-AGP)

Inicialmente fueron denominados vitamina F, término que se abandonó cuando se comprobó que eran lípidos y no aminas.

En el cuerpo, los AGP son importantes para mantener las membranas de todas las células, para producir las prostaglandinas que regulan muchos procesos corporales, por ejemplo, la inflamación, y para la coagulación de la sangre. Asimismo, las grasas son necesarias en la dieta para que las vitaminas liposolubles de los alimentos (A, D, E y K) puedan ser absorbidas y para regular el metabolismo del colesterol. Por su rápida oxidación, se recomienda consumirlas junto a dosis extra de vitamina E, al ser precursoras de los omega 6.

Como ejemplo de la importancia de los ácidos grasos poliinsaturados de cadena larga en la constitución del sistema nervioso central, hay que considerar que el cerebro contiene una alta concentración de estos ácidos (alrededor del 20 % de su peso seco), y que en el sistema nervioso central, uno de cada tres ácidos grasos es poliinsaturado.

Detalles:

Ácido linoleico

Se encuentra en las verduras, frutas, frutos secos, cereales, semillas de onagra y borraja. Una buena fuente son los aceites de cártamo, girasol, maíz, soja, calabaza y germen de trigo. El ácido linoleico es el precursor de los ácidos grasos omega 6.

Ácido alfa-linolénico

Se encuentra en los aceites de pescado y linaza (lino), en las semillas de mostaza, las pipas de calabaza, la soja, las nueces y la colza. También en las hortalizas de hoja verde, los cereales y el alga espirulina. El ácido alfa-linolénico es el precursor de los ácidos grasos omega 3.

Ácido gammalinoleico y similares

El ácido gammalinolénico fue calificado en 1977 por la WHO/FAO como un ácido graso esencial (EFA), pues debe ser suministrado en la dieta, ya que aunque normalmente puede ser sintetizado por el organismo, existen numerosas circunstancias en que es necesario un aporte suplementario. Investigaciones recientes han mostrado que la etiología de ciertas enfermedades deriva de una relativa deficiencia, tanto del ácido gammalinolénico como de sus homólogos, el ácido dihomo-gammalinolénico y ácido araquidónico.

El ácido gammalinolénico, y, en general, los ácidos grasos esenciales (EFAs) n-6, son atípicos entre los nutrientes esenciales por la dificultad para determinar cuáles son los requisitos mínimos diarios. Actualmente existe el consenso de utilizar como medida de la deficiencia en EFA la composición de ácidos grasos de la fracción fosfolipídica total del plasma y los glóbulos rojos, y compararla a la considerada normal en la población. La fracción fosfolipídica total (TPL) se escoge por presentar escasa variación respecto a diferentes dietas, ya que parece estar sujeta a regulación homeostática.

Ácido araquidónico

El ácido araquidónico es el precursor de los eicosanoides, varios de los cuales promueven la concentración (agregación) de las plaquetas sanguíneas, la contracción de sangre dentro de los vasos sanguíneos (trombosis) y las reacciones inflamatorias. El ácido araquidónico es el ácido graso regulado más estrictamente dentro de los fosfolípidos de las células de las membranas, ya que afecta al comportamiento de las células y sus acciones tienen efectos de largo alcance. Cuando las dietas son altas en ácidos grasos omega 6, el ácido araquidónico y los eicosanoides aumentan, lo que resulta en un sistema inmunológico alterado que puede contribuir a la presencia de enfermedades crónicas.

Ácido docosahexaenoico

El ácido docosahexaenoico (DHA) es un ácido graso altamente insaturado (posee 6 dobles enlaces) que pertenece a la serie o familia de los ácidos grasos poliinsaturados omega 3 de cadena muy larga. Las funciones biológicas y los requerimientos nutricionales de este ácido graso han llamado poderosamente la atención en los últimos 10 o 15 años, debido al particular rol que tiene el DHA en el desarrollo y función del sistema nervioso, en el órgano visual en el feto y el recién nacido y el impacto que tiene en la nutrición de la madre el consumo de este ácido graso, particularmente durante la gestación y la lactancia.

El DHA es el ácido graso más poliinsaturado (con mayor número de dobles enlaces) que es posible encontrar en cantidades apreciables en los tejidos de los mamíferos. Es un ácido graso omega 3, al igual que el ácido eicosapentaenoico (EPA) y el ácido alfa-linolénico (LNA). La familia de los omega 9 tiene como representante más importante al ácido oleico, el cual está presente en el aceite de oliva y el aguacate.

Estudios en animales con dietas carentes o bajas en grasas han indicado que cerca del 1 % de las calorías deben ser aportadas en forma de ácido linoleico, mientras que si se suministra como GLA o como araquidónico, la cantidad necesaria para suplir los efectos de las deficiencias en EFA n-6 es mucho menor, lo que indica que la acción del LA se realiza en parte a través de sus metabolitos. Sin embargo, a pesar de que la dieta en los occidentales es rica en ácido linoleico, en situaciones reales en animales y en humanos, diversos factores pueden incrementar la demanda de ácidos grasos esenciales, de manera que resulta necesario un aporte suplementario con metabolitos del LA.

Los PUFA o AGP pueden ser oxidados para aportar energía, como lo puede hacer cualquier otro lípido. Hay algunas evidencias que indican que pueden estar levemente protegidos contra la oxidación, pero esta protección no es absoluta. En situaciones metabólicas donde los ácidos puedan ser oxidados, los requisitos pueden verse incrementados.

Cáncer y ácidos grasos

En 1981, los grandes nombres en el negocio de colesterol se reunieron para discutir el hallazgo sorpresivo que aseguraba que bajar los niveles de colesterol estaba asociado con el riesgo de cáncer. Su negocio estaba en serio peligro si esta noticia se divulgaba.

Posteriormente «demostraron» que reducir los niveles de colesterol no estaba causando los cánceres y se apresuraron a insistir en que los niveles altos de colesterol causaban enfermedades del corazón y que el riesgo de bajarlo era modesto.

Pero si los niveles bajos de colesterol no están causando el cáncer, ¿por qué iban a estar asociados a ello?

Ciertamente no es que todos los tipos de cáncer se deban a bajar los niveles de colesterol, pues mucho antes de que las personas consumieran grandes o pocas cantidades de colesterol había cáncer. Tenía que existir otra causa asociada descrita por Ravnskov: una alta ingesta de AGPI (ácidos grasos poliinsaturados) puede causar tanto el colesterol bajo como el cáncer.

Recordamos que existen tres grandes tipos de ácidos grasos omega 3 que se ingieren con los alimentos y son utilizados por el cuerpo, y estos son: ALA (ácido alfa-linolénico), ácido eicosapentaenoico (EPA) y ácido docosahexaenoico (DHA). Una vez ingeridos, el cuerpo convierte el ALA en EPA y DHA, dos tipos de ácidos grasos omega 3 que actúan como importantes precursores de los lípidos, modulando la señalización celular, la expresión genética y los procesos inflamatorios. La mayor parte del ALA que se consume en la dieta proviene de fuentes vegetales como las semillas de lino, las nueces, las avellanas y los kiwis. Hay un pequeño porcentaje que proviene de la carne de pollo y vacuno. Las mayores concentraciones de EPA y DHA se encuentran en los peces de agua fría como el salmón, el atún y el arenque.

Los ácidos grasos poliinsaturados (PUFA) contenidos en plasma son sensibles a la oxidación, y este proceso conduce a la transformación del LDL nativo (LDLn) a LDL oxidado o modificado (oxLDL), los cuales se unen a monocitos/macrófagos, endotelio y células vasculares del músculo liso, dando como resultado la acumulación y la formación intracelular de las células de espuma, con la presencia de colesterol en las primeras lesiones ateroscleróticas.

El informe sobre los PUFA alegó que las dietas compuestas principalmente de sacarosa, glucosa o jarabe de maíz, las dietas con un déficit en vitamina B6 y los ácidos grasos purificados en lugar de alimentos enteros, incluso las pequeñas cantidades de ácidos grasos poliinsaturados, causan aumentos sustanciales en el riesgo de cáncer. Contradicción preocupante si tenemos en cuenta que durante años los médicos nos han recomendado que aumentemos la ingesta de ácidos grasos poliinsaturados, porque disminuyen los niveles de colesterol.

Ravnskov está convencido de que aunque el aumento de los AGPI puede prevenir las enfermedades del corazón, aumenta los riesgos de padecer cáncer. Así que podemos elegir cómo queremos morir. Para este investigador, las grasas saturadas no son «malas» y las perjudiciales son las otras, las PUFA. Así que las grasas ricas en ácidos grasos saturados y monoinsaturados, tales como aceite de coco, mantequilla y otras grasas de origen animal, son, de hecho, grasas buenas. Quizá en sus próximos informes nos invite a comer más carne de cerdo y vacuno, y menos alimentos vegetales. El lector seguramente ya habrá sacado sus propias conclusiones.

Ácidos grasos insaturados

Los ácidos grasos insaturados pueden existir en dos formas geométricas diferentes: cis y trans. Los ácidos grasos insaturados existen naturalmente en la forma cis, aunque durante los procesos de manipulación, estos ácidos grasos pueden cambiarse al tipo trans.

Los ácidos grasos insaturados son ácidos carboxílicos de cadena larga con uno o varios dobles enlaces entre los átomos de carbono. Están presentes en algunas grasas vegetales (por ejemplo, el aceite de oliva o de girasol) y en las grasas de los pescados azules. En este grupo se encuentran las grasas monoinsaturadas y las poliinsaturadas.

La posición de la insaturación se indica a veces con la letra griega omega y un número (3-6-9). El número designa en qué enlace contando desde el final de la cadena (omega es la última letra del alfabeto griego y, por lo tanto, indica que hay que empezar a contar desde el final) se encuentra la insaturación.

Las grasas con alto contenido en ácidos grasos insaturados suelen tener el punto de fusión más bajo que los equivalentes completamente saturados. Por eso en la elaboración de la margarina o algunas grasas para freír se saturan los dobles enlaces por hidrogenación con hidrógeno elemental en presencia de un catalizador de paladio o níquel. Así se obtiene un producto con mejor resistencia térmica que se puede emplear, por ejemplo, en la elaboración de la margarina, pero que tiene un menor valor nutritivo.

Una mezcla de óxido de plomo con aceite de lino se utilizaba antiguamente en cristalería para fijar el cristal en el marco. Con el tiempo, los dobles enlaces del ácido linoleico polimerizaban y endurecían la masa dándole consistencia similar a un pegamento, aunque más tarde se agrietaba.

Los ácidos grasos insaturados son esenciales para el correcto funcionamiento de nuestro organismo y deben ser aportados en cantidades suficientes con los alimentos. Su falta se asocia con las enfermedades coronarias y un elevado nivel de colesterol.

Los ácidos grasos insaturados en los lípidos de las membranas celulares juegan un importante papel para mantener la fluidez. En la piel, el ácido linoleico tiene un papel específico al unirse a algunos ácidos grasos de cadena muy larga en las acil-ceramidas. Estas forman una matriz intracelular para mantener la barrera de permeabilidad epidérmica. Las ceramidas, tanto de origen natural como sintético, se emplean en diferentes productos para el cuidado y tratamiento de la piel. Se han descrito algunos extractos naturales ricos en ceramidas procedentes de lecitina de soja, larvas del gusano de seda y hojas de morera. Sin embargo, dada la preponderancia actual del empleo de ceramidas sintéticas en la preparación de productos cosméticos y para el tratamiento de la piel, se mantiene la necesidad de encontrar nuevos extractos naturales ricos en ceramidas procedentes de materiales accesibles y baratos que permitan obtener mejores propiedades en lo que se refiere al cuidado y tratamiento de la piel.

Detalle de los ácidos grasos insaturados

Los ácidos grasos insaturados, cuya estructura química posee uno o varios enlaces múltiples covalentes, se encuentran en los aceites vegetales, tienen una escasez de átomos de hidrógeno y son líquidos a temperatura ambiente. En este grupo tenemos los aceites de semillas, maíz, soja, girasol y cacahuete, así como los frutos secos y una gran variedad de productos vegetales. Deben ser suministrados a través de la dieta, pues el organismo no los produce.

Ácido oleico

El ácido delta-9-octadecénico está presente en casi todas las grasas naturales. Es un tipo de grasa monoinsaturada típica de los aceites vegetales como el aceite de oliva, de aguacate, etc. Ejerce una acción beneficiosa en los vasos sanguíneos, reduciendo el riesgo de sufrir enfermedades cardiovasculares y hepáticas. La forma saturada de este ácido es el ácido esteárico.

El ácido oleico comprende un 55-80 % del aceite de oliva y un 15-20 % del aceite de semilla de uva.

Ácido palmitoleico
Ácido delta-9-cis-hexadecénico, presente en la grasa de la leche, grasas animales y algunas grasas vegetales.

Ácido vaccénico
Ácido cis-delta-11-octadecénico. Su nombre deriva de la palabra «vaca» en castellano, y sabemos que en los seres humanos se convierte en CLA (ácido linoleico conjugado).

Ácido linólico
Ácido octadecadiénico presente en el aceite de lino. Corresponde a los triglicéridos y está presente en el aceite de semilla de uva. Es uno de los componentes más importantes del manto fisiológico de la piel y tiene efectos positivos en la función defensiva de la piel al estimular la retención de humedad.

Ácido linolénico
Ácido octadecatriénico presente, por ejemplo, en el aceite de lino. Es un ácido graso esencial omega 3. En el cuerpo, el ácido alfa-linolénico se convierte en EPA (ácido eicosapentanoico), que normalmente se encuentra en los aceites marinos, y en DHA (ácido docosahexanoico) que por lo general se halla en los aceites de pescado marino. Existen muchos factores que afectan a la tasa de conversión, y uno de ellos parece ser una ingesta abundante de ácido linoleico, típica de las dietas vegetarianas, que puede reducir la capacidad del organismo para convertir el ácido-alfalinolénico en DHA. Para obtener un mejor equilibrio de los AGP en los tejidos del cuerpo, los vegetarianos pueden consumir menos aceite de girasol, cártamo y maíz, y más aceites que contengan ácido-alfalinolénico, por ejemplo, el aceite de colza o de soja, y nueces. De esta manera, los tejidos producirán más DHA.

Acido alfa-linolénico

Se encuentra en el aceite de linaza (lino), las semillas de mostaza, las pipas de calabaza, la soja, las nueces y la colza. Así como en las hortalizas de hoja verde y los cereales y en el alga espirulina.

Ácido linoleico

Es un ácido graso esencial para el ser humano, lo cual quiere decir que el organismo no puede sintetizarlo y tiene que ser ingerido mediante la dieta. Es un tipo de grasa insaturada, más concretamente poliinsaturada (dos dobles enlaces), perteneciente al grupo omega 6. Es ampliamente usado en la industria de los conservantes, aunque en alimentos industrialmente procesados una parte de este ácido debe ser saturado con hidrógeno para que el alimento sea más estable, lo que hace que se originen «grasas hidrogenadas» y de «configuración trans», que en nuestro organismo se comportan como las grasas saturadas. Éste es uno de los problemas que se plantea la industria mundial al intentar erradicar las grasas «malas» saturadas o parcialmente hidrogenadas.

El ácido linoleico es un ácido graso esencial que forma parte de un buen número de aceites comestibles, como el aceite de girasol, de maíz, de cacahuete, de soja, etc., así como en algunas verduras, frutas, frutos secos, cereales y semillas. Otra buena fuente es el aceite de cártamo, onagra, calabaza y germen de trigo.

La importancia del ácido linoleico se demostró en primer lugar en estudios realizados con ratas. Cuando los animales se alimentaban con alimentos carentes de grasas, empezaban a aparecer síntomas específicos que se evitaban suministrando ácido linoleico. La deficiencia en ácido linoleico, algo poco común en los seres humanos, se ha descrito, no obstante, en niños a los que se les proporcionaba alimentos carentes de grasas. En ellos, suelen aparecer trastornos de la piel similares a los que se producían en las ratas y que se curan con la ingestión de ácido linoleico.

La deficiencia de ácido linoleico puede surgir como condición secundaria de otras alteraciones, como desnutrición proteico-energética o absorción deficiente de las grasas, o como consecuencia de una nutrición parenteral total con aportes insuficientes de ácido linoleico. De igual modo, las dietas para adelgazar carentes de grasa suelen ocasionar problemas similares.

Anteriormente se denominó vitamina F, término que se abandonó cuando se descubrió que había distintos ácidos grasos esenciales para la salud, y no sólo el ácido linoleico.

Ácido linoleico conjugado

Se trata de un ácido graso que tiene diversos efectos beneficiosos para la salud, y que se suele encontrar en tejidos y/o secreciones (leche) de rumiantes. Se forma por la isomerización del ácido linoleico, por acción de la bacteria del rumen llamada Butyrivibrio fibrisolvens. La ingestión diaria de ALC es muy variable (0,5 g/día-1,5 g/día), ya que depende, por una parte, de los hábitos nutricionales, ya sea individuales o regionales, y por otra, del consumo de carne, leche o derivados de la leche. Se han descrito diversas propiedades nutricionales y biológicas, y entre las más relevantes destacan: su efecto hipocolesterolémico y antiaterogénico, su acción inmunoestimulante, la protección que ofrece contra cierto tipo de cánceres, su función antioxidante y la participación en la reducción del peso corporal. En la actualidad, hay ya a la venta diversos productos dietéticos (leches o batidos, en especial) que contienen ALC y la publicidad insiste en que se puede adelgazar mediante su consumo.

Ácidos grasos monoinsaturados

Cuando en un ácido graso falta un par de átomos de hidrógeno se le denomina ácido graso monoinsaturado, y cuando faltan varios, insaturado. El primer grupo sería una mezcla entre las grasas saturadas y las insaturadas, de las cuales el aceite de oliva (oleico) es el mejor exponente, y en el segundo estaría comprendido el resto de los aceites de semillas. Los produce también el propio organismo y por ello no son esenciales.

También están presentes en las avellanas, las almendras y la carne de cerdo. Se considera que tienen efectos preventivos de las cardiopatías.

Aumentan el colesterol HDL, especialmente cuando son ricos en ácido oleico. El aceite de oliva contiene un 75,5 % de ácido oleico. Se inserta en la membrana celular y regula la señalización mediada por receptores acoplados a proteínas G. Estas señales son las que ejercen el control de la presión arterial y la multiplicación celular excesiva. Ayudan al endotelio a mantener la salud de los vasos sanguíneos.

Se clasifican como:

– Ácido carlosleico
– Ácido palmitoleico
– Ácido vaccénico
– Ácido linoleico
– Ácido linolénico
– Ácido oleico
– Ácido gadoleico
– Ácido cetoleico
– Ácido erúcico

Éstos son los más importantes:

Ácido palmitoleico
Se trata de un componente fundamental de la epidermis. La pérdida de la concentración de este ácido en la epidermis puede alterar el equilibrio lipídico de ésta, provocando envejecimiento cutáneo. Por ello se utiliza ampliamente en cosmética.

Ácido oleico
Se encuentra en grandes cantidades en las aceitunas (aceite de oliva), aguacate y canola (Canadá oil). Si se consume regularmente, reduce los niveles de colesterol total y LDL en sangre, sin afectar a los niveles de colesterol HDL, y ofrece protección contra las cardiopatías en hombres y mujeres que corren riesgo de padecer infartos cardíacos.

Otros ácidos grasos

Triglicéridos
Los triglicéridos son un tipo de grasa presente en el torrente sanguíneo y en el tejido adiposo, y su nivel generalmente se incluye en un lipidograma o perfil de riesgo coronario. El cuerpo los utiliza como elemento energético muscular o como energía de reserva, y es en el hígado donde se fabrican a partir de un exceso de calorías.

Normal: menos de 150 mg/dl
Limite normal: 150 a 199 mg/dl
Alto: 200 a 499 mg/dl
Muy alto: 500 mg/dl o más

Los niveles altos de triglicéridos pueden deberse a:

— Cirrosis o daño hepático
— Dieta baja en proteínas y alta en carbohidratos
— Hipotiroidismo
— Síndrome nefrótico (un trastorno renal)
— Deficiencia para controlar la diabetes
— Algunos fármacos, como los anticonceptivos, esteroides, diuréticos, etc., provocan un aumento en los niveles.

Los niveles bajos de triglicéridos pueden deberse a:

— Dieta baja en grasa
— Hipertiroidismo
— Síndrome de mala absorción (el intestino delgado no absorbe bien las grasas)
— Desnutrición.

El hígado es el responsable de transportar los triglicéridos y el colesterol en unas lipoproteínas de muy baja densidad, conocidas como

VLDL. Una vez formadas, sufren diversos cambios y se originan entonces las LDL.

La síntesis de las VLDL es un proceso continuo del hígado que depende básicamente de la cantidad de lípidos que exista. Por eso, cuando la síntesis de triglicéridos aumenta, bien sea por acumulación de materia grasa o glucosa, también lo hace la síntesis y secreción de VLDL.

Los aceites de pescado azul también contribuyen al descenso de los triglicéridos.

Los triglicéridos son las grasas que contienen los quilomicrones (una lipoproteína encargada de transportar las grasas desde la sangre a los tejidos), y éstos son los que se detectan en la sangre justo después de una comida, especialmente rica en grasas. Pronto, estos quilomicrones son hidrolizados y almacenados de nuevo como triglicéridos en el tejido adiposo, la causa más importante de la obesidad rebelde.

Los triglicéridos están formados por tres ácidos grasos unidos a un glicerol. Este último proviene del metabolismo de los carbohidratos (azúcar). Por eso, cuando hablamos de grasa corporal en realidad lo estamos haciendo de los triglicéridos, ya que éstos son los que engordan al depositarse en el tejido adiposo. Posteriormente también lo harán en las paredes de las arterias, obstruyéndolas.

Si bien es cierto que los triglicéridos por sí mismos no obstruyen las arterias, también lo es que un nivel muy alto (de unos 500 mg/dl) puede producir otras enfermedades, como la pancreatitis. Sin embargo, últimos estudios han confirmado que un nivel medio de triglicéridos (alrededor de 200) en sangre favorece y acelera la aterogénesis, es decir, la formación de la placa arteriosclerótica en las arterias, sobre todo del corazón, obstruyéndolas y provocando los accidentes coronarios (infarto cardíaco). Por lo tanto, cada vez se le da más importancia a las cifras de triglicéridos en sangre, no solo al colesterol.

Ácidos grasos trans
Tanto en muchas reacciones enzimáticas como en su función estructural, los EFA pueden ser desplazados competitivamente por ácidos gra-

sos no esenciales como ácidos saturados, monoinsaturados o isómeros posicionales o isómeros en trans de ácidos grasos insaturados, de tal forma que un elevado consumo de estos ácidos grasos no esenciales en la dieta puede conducir a un aumento de las necesidades de los ácidos grasos poliinsaturados esenciales. Existe un sustancial consumo en los países occidentales de estos isómeros en posición trans, generados en el procesamiento de aceites vegetales, los cuales no sólo carecen de la actividad biológica de los EFA, sino que también interfieren en su metabolismo. Siempre que se consumen grasas parcialmente hidrogenadas, se ingieren isómeros en trans.

En un experimento, la margarina con aceite de maíz hidrogenado que se había utilizado para sustituir el aceite de maíz sin hidrogenar en una dieta diseñada para reducir el colesterol plasmático produjo menos reducción del colesterol total, del colesterol LDL y de la apoproteína B, pero no hubo diferencias en el colesterol HDL. Las dietas tenían ya un contenido bajo en ácidos grasos saturados y en colesterol.

La conclusión es que los ácidos grasos o trans procedentes de aceites parcialmente hidrogenados incrementan el colesterol LDL del plasma de forma similar a lo que se observa con los ácidos grasos saturados. Sin embargo, a diferencia de los ácidos grasos saturados, los ácidos grasos en trans no elevan el colesterol HDL del plasma, y pueden bajar esta fracción lipídica en comparación con el ácido oleico.

Hidrogenación

La mayoría de las grasas y aceites naturales contiene sólo dobles enlaces cis (orientados de una forma especial en un único lado de la molécula). La producción comercial de grasas de origen vegetal sólidas implica su hidrogenación, un proceso que provoca la formación de ácidos grasos trans (con los dobles enlaces orientados en distintos lados de la molécula) a partir de los cis, además de la saturación variable de ácidos grasos insaturados. La mayoría de las margarinas contienen hasta un 30 % de ácidos grasos trans. El más común es el ácido elaídico, isómero trans del ácido oleico. La hidrogenación es un proceso de saturación industrial al que se someten ciertas grasas vegetales, para cambiar su textura y mejorar su empleo en la preparación y procesado de alimentos. Mediante este proceso se consigue que los ácidos grasos poliinsaturados adquieran una consistencia sólida. Otro ejemplo de hidrogenación es el de los aceites de palma o coco, para su utilización en los precocinados y en la bollería industrial. Los efectos de este tipo de ácidos grasos sobre el perfil lipídico son peores que el de la grasa saturada.

A pesar de las campañas publicitarias de muchos productos que contienen este tipo de grasas hidrogenadas, nunca se puede recomendar su consumo frente al de las grasas vegetales sin manipular cuando se trata de prevenir las enfermedades cardiovasculares.

Los elaboradores de comidas descubrieron que el hidrógeno burbujeante a través de aceites poliinsaturados crea las grasas parcialmente hidrogenadas que son menos vulnerables a volverse rancias y tienen una mayor durabilidad. Estas margarinas hidrogenadas y acortadas están ahora presentes en muchos de los productos horneados y mantecas. La estructura química es la misma, tienen el mismo número de átomos de carbono, oxígeno e hidrógeno, el mismo núcleo ácido COOH en el extremo alfa y la doble unión en el mismo lugar, pero ahora es una cadena recta. El cuerpo reconoce esta estructura química y trata de usarla en la misma forma y lugar, y para el mismo propósito que usa la forma curvada cis. Pero la forma trans se apila como las grasas saturadas, lo cual sabotea la flexible, porosa y funcional estructura que producen las insaturadas.

Los ácidos trans se pueden encontrar también en determinadas carnes y de forma natural en animales rumiantes como consecuencia de la degradación bacteriana de los ácidos grasos; por tanto, los ácidos grasos trans se encuentran también presentes en la grasa de la leche (nata, leche entera) y en la grasa de las carnes de vaca y de cordero. La mitad del consumo de ácidos grasos trans proviene de las grasas animales y la otra, de aceites vegetales hidrogenados. El contenido de ácidos trans de un determinado producto en el que se ha usado aceite hidrogenado depende de las características presentes en el proceso de su elaboración. Por ejemplo, las galletas y pastas contienen de un 3 a un 9 % de ácidos trans y los aperitivos o patatas comerciales de un 8 a un 10 %. Las margarinas muy sólidas y otras grasas usadas en la preparación industrial de alimentos contienen de un 25 a un 35 % de trans. En la actualidad existen margarinas que se pueden recomendar, ya que contienen cantidades mínimas de estos ácidos grasos, advertencia que suele ponerse de forma clara en los envases.

La exposición prolongada al calor (frituras) crea también grasas trans por pérdida de la doble unión, lo que permite su transformación en cadena recta.

Los ácidos grasos trans han sido relacionados con un incremento de la resistencia a la insulina y, por lo tanto, a la diabetes tipo 2 a través de la modificación del metabolismo de los ácidos grasos en el adipocito o célula grasa, como también aumentan el riesgo de infarto de miocardio más que cualquier otro macronutriente. El consumo de unos 5 a 8 gramos diarios (de un 2 a un 3 % del total de las calorías consumidas) aumenta un 23-30 % el riesgo de infarto de miocardio.

Finalmente, podemos asegurar que este tipo de grasas es mucho más perjudicial para la salud que las grasas animales. Esto se debe a que aumentan el colesterol LDL y disminuyen el colesterol HDL y actúan sobre mecanismos de inflamación que aceleran el desarrollo de ateroesclerosis.

En definitiva, no hay ninguna justificación para su consumo, ya que no aportan ningún beneficio nutricional, por lo que deberían restringirse al máximo. Para evitar los peligros en la salud, no se debe consumir más de 1 gramo diario.

Otros ácidos grasos peculiares

ESTRUCTURA	NOMBRE COMÚN	SE ENCUENTRA EN
C 17:0	margárico	grasas de rumiantes
C 18:1 n-9 trans	elaídico	grasas hidrogenadas

Ácidos grasos saturados raros

ESTRUCTURA	NOMBRE COMÚN	SE ENCUENTRA EN
C 20:0	araquídico	aceite de cacahuete
C 22:0	behénico	ceras
C 24:0	lignocérico	aceite de cacahuete
C 26:0	cerótico	cera de abejas

Contenido en grasas de algunos alimentos

Ésta sería una clasificación de los alimentos en función de su contenido total en grasas, tanto saturadas como insaturadas. En la medida en que el alimento sea de origen vegetal, mayor será su cantidad de grasas insaturadas.

Aceites: 99%
Almendras: 60%
Carnes grasas: 24%
Huevos: 11%
Leche entera: 4,5%
Legumbres secas: 1,5%
Pan: 1,0%

Mantequilla: 85%
Quesos fuertes: 30%
Pescados grasos: 17%
Carnes magras: 9%
Pescado blanco: 1,5%
Cereales: 1,4%

CONCLUSIONES

1. La tasa de conversión endógena del LA a GLA y ulteriores metabolitos es más o menos lenta en humanos, y se estima entre el 5-10% del LA que se consume cada día en la dieta, en una situación fisiológicamente normal.

2. Las necesidades de EFA omega 6 pueden aumentar en situaciones de elevadas tasas de división celular. Esta situación puede ser fisio-

lógica (como en la infancia) o patológica (como en procesos cancerosos, inflamatorios o de reparación celular tras heridas). En estos casos existe un elevado consumo de EFA anormal.

3. Los PUFA (ácidos grasos de cadena larga) pueden ser oxidados para aportar energía, como lo puede hacer cualquier otro lípido. Hay algunas evidencias que indican que suelen estar levemente protegidos contra la oxidación, pero esta protección no es absoluta. En situaciones metabólicas donde los ácidos puedan ser oxidados, los requisitos se verán incrementados.

4. Tanto en muchas reacciones enzimáticas como en su función estructural, los EFA pueden ser desplazados de manera competitiva por ácidos grasos no esenciales, como ácidos saturados o monoinsaturados, o trans de ácidos grasos insaturados, de tal forma que un elevado consumo de estos ácidos grasos no esenciales en la dieta puede conducir a un aumento de las necesidades de los ácidos grasos poliinsaturados esenciales. Existe un consumo sustancial en los países occidentales de estos isómeros en posición trans, generados en el procesamiento de aceites vegetales, los cuales no sólo carecen de la actividad biológica de los EFA sino que interfieren en su metabolismo.

5. Como el ácido linoleico por sí mismo tiene una efectividad biológica limitada y debe ser transformado hasta GLA y ulteriores metabolitos para ejercer sus efectos fisiológicos, cualquier interferencia en el proceso metabólico de los EFA omega 6 desemboca en un incremento de los requisitos de ácidos grasos esenciales. Diversos factores pueden bloquear la formación del GLA desde el ácido linoleico: envejecimiento, diabetes, consumo elevado de alcohol, hormonas relacionadas con el estrés, elevados niveles de colesterol, infecciones víricas y deficiencias nutricionales de magnesio, biotina, cinc, piridoxina o calcio.

6. La edad y el sexo tienen también una importancia en las necesidades de ácidos grasos esenciales. Estudios sobre animales dieron como resultado que los machos necesitaban un mayor aporte que las hembras. Esto se debe en parte tanto a que su metabolismo del

ácido linoleico es más rápido, como por retener los EFA en los tejidos con mayor efectividad ante situaciones de deficiencia.

7. Un excesivo consumo de metabolitos del LA que rompa el equilibrio con las tasas normales de biosíntesis puede darse en ciertas situaciones, como excesiva oxidación, enzimática o no, para producir energía; elevadas tasas de división celular, como en reacciones inflamatorias o en el cáncer; movilización de EFA, principalmente AA, para su conversión en metabolitos ante infecciones víricas.

CAPÍTULO 5

LIPOPROTEÍNAS

Las lipoproteínas son partículas formadas por un núcleo graso que puede incluir triglicéridos y/o colesterol no esterificado y se encuentra rodeado de una zona de colesterol libre, proteínas y fósforo. Estas proporciones de lípidos, proteínas y fósforo son variables en cada individuo de acuerdo con la edad y el sexo.

La grasa exógena aportada por la dieta se une en el intestino con las apoproteínas, formando los quilomicrones o lipoproteínas encargadas de transportar la grasa al hígado para su síntesis y transformación. Las apoproteínas, en resumen, son el componente proteico de las lipoproteínas a las que sirven de componente estructural; se comportan como cofactores y activadores de sistemas enzimáticos que favorecen el intercambio del colesterol HDL hacia los tejidos.

Los lípidos de origen endógeno, o propios del mismo organismo, son sintetizados por el hígado y secretados al plasma sanguíneo, donde se transforman en lipoproteínas de densidad intermedia (IDL), que son degradadas por el hígado, aunque queda cierta cantidad como remanente, que corresponde a las de baja densidad (LDL). Este órgano tiene la responsabilidad del mayor o menor nivel de este tipo de lipoproteína de tipo catabólico en la sangre.

Cuatro son las lipoproteínas más importantes:

IDL: lipoproteínas de densidad intermedia

Tienen una vida media relativamente corta y normalmente están en la sangre en concentraciones muy bajas. En un estado hiperlipoproteinémico de tipo III, la concentración de IDL en sangre es alta.

Contienen principalmente diversos triglicéridos y ésteres de colesterol que se eliminan del plasma sanguíneo a través del hígado, o bien son degradados de nuevo para formar partículas de LDL.

VLDL: lipoproteínas de muy baja densidad

Contienen la cantidad más alta de triglicéridos, y su nivel depende esencialmente de la insulina.

Los *quilomicrones* y las lipoproteínas de muy baja densidad (VLDL) transportan por el organismo los triacilgliceroles provenientes de los alimentos y los endógenos (producidos por el organismo). Los quilomicrones aparecen en la sangre transitoriamente después de una comida de contenido graso y por lo general desaparecen por completo antes de 12 horas. Son ricos en triglicéridos y responsables del aumento después de comer de los triglicéridos en el plasma, aunque no suelen tener un efecto importante sobre la concentración de colesterol total.

Un nivel de colesterol VLDL normal se sitúa entre 5 y 40 mg/dl.

No hay una forma sencilla de medir la VLDL y los laboratorios la calculan basándose en el nivel de triglicéridos: debe ser una quinta parte de los triglicéridos. Se necesita al menos un nivel de triglicéridos superior a los 400 mg/dl, para que sea fiable.

Los pacientes que tienen una relación de colesterol VLDL/triglicéridos mayor o igual a 0,30 y unos triglicéridos alrededor de 150 mg/dl podrían tener una hiperlipidemia tipo III. La hiperlipidemia tipo IV está caracterizada solo por el aumento de las partículas VLDL.

En la hiperlipidemia tipo I, el VLDL es normal, mientras que si hay presencia de quilomicrones en una muestra en ayunas indicaría un riesgo de pancreatitis.

Las VLDL son precursoras de las lipoproteínas de baja densidad, pues transportan las grasas desde el interior del cuerpo hasta el hígado para su almacenamiento, o son degradadas rápidamente para formar lipoproteínas de densidad baja (LDL). Al final de un largo proceso son aclaradas en el hígado en su mayor parte y otra porción contribuirá a la coagulación sanguínea. Son relativamente bajas en proteínas, fosfolípidos y colesterol, pero altas en triglicéridos (55 a 95 %). En términos más amplios, estas partículas son denominadas «lipoproteínas ricas en triglicéridos».

LDL: lipoproteínas de baja densidad

Las lipoproteínas de baja densidad (LDL) son las encargadas de transportar alrededor del 75 % del colesterol por todo el organismo. Son denominadas equivocadamente colesterol «malo» y constituyen unas dos terceras partes del colesterol plasmático total. Están caracterizadas por elevados niveles de colesterol, principalmente en la forma de ésteres colesterílicos. Su misión beneficiosa consiste en mantener y transportar el colesterol total, permitiendo que llegue a los tejidos periféricos y el componente proteico sea degradado en aminoácidos.

Aunque las LDL no acostumbran a ser dañinas, estas lipoproteínas de baja densidad se pueden depositar en las paredes arteriales dando lugar a un proceso llamado oxidación, causado por unas moléculas inestables llamadas *radicales libres* de oxígeno. Dichas partículas son liberadas de manera natural durante procesos químicos que tienen lugar en el organismo, pero aumentan cuando éste está expuesto a toxinas, como por ejemplo el humo del tabaco. A los radicales libres les falta un electrón, por eso se unen con cualquier otra molécula, pudiendo resultar destructivos. Hay algunos que son producidos por el sistema inmunológico para matar bacterias y hongos, y una vez que cumplen su objetivo son neutralizados por el organismo mediante la activación de enzimas llamadas catalasa y dismutasa (SOD), las cuales evitan que generen un estado de desequilibrio.

Como partículas, las LDL están rodeadas de una membrana de fosfolípidos, que a su vez contienen ácidos grasos poliinsaturados o PUFA, que son altamente vulnerables a la oxidación. En la célula, los PUFA están protegidos por antioxidantes y enzimas que la célula produce de manera continua. Si los PUFA comienzan a oxidarse, la célula aumenta la producción de estos compuestos protectores y enzimas. Cuando el hígado introduce el colesterol en una partícula de LDL, estos PUFA dejan la relativa seguridad del hígado y se empaquetan con sólo una cantidad limitada de antioxidantes. Lo ideal sería que la partícula llegara a su destino antes de que los antioxidantes se agoten.

El envío de LDL desde el hígado a otra célula implica un riesgo, pues al igual que un aceite al cual hemos dejado en un envase al aire libre, se enrancia y se oxida. La degradación comienza si permanece en sangre.

El LDL oxidado contribuye a la formación de la estría grasa, la adherencia de los glóbulos blancos llamados monocitos, su transformación en macrófagos y células espumosas, y la secreción de compuestos inflamatorios que conducen a la ruptura de la placa. Muchos estudios sugieren que los principales componentes de LDL oxidado que transforman los monocitos en macrófagos y células espumosas se oxidan por los derivados del ácido linoleico, un PUFA que se encuentra en el aceite vegetal. De ello se deduce que el LDL, en principio, es beneficioso para la estabilidad orgánica y que solo cuando entra en un estado oxidativo puede ser dañino. Cuando se efectúa un análisis de la cantidad de LDL no se sabe si se trata de la forma oxidada o la natural, por lo que tratar de reducirlo puede ser un factor de riesgo, ya que habitualmente se trata de la forma útil.

Así, podemos mantener bajo control al LDL mediante:

- Una dieta rica en antioxidantes, en especial en la coenzima 10, el antioxidante específico del LDL.
- Una dieta baja en ácidos grasos poliinsaturados, especialmente a partir de aceites vegetales.
- Mantener un ritmo intenso en la utilización de colesterol, esto es, en lugar de insistir en reducirlo, hay que utilizarlo.

Aunque en principio la misión de los radicales libres es muy beneficiosa, pues combaten a las bacterias, en exceso pueden ser dañinos. Cuando las LDL se depositan en las paredes arteriales, los radicales libres liberados de las membranas de las paredes atacan y modifican su forma. La forma oxidada resultante de las LDL hace que los glóbulos blancos (leucocitos) del sistema inmunológico se agrupen formando una sustancia grasa llamada ateroma, que causa inflamación y daños al endotelio, la capa de células que recubre el interior de los vasos sanguíneos.

En todo caso, la teoría del colesterol malo se descompone cuando se observa que no todos tenemos las partículas LDL del mismo tamaño. Quienes tienen LDL grandes (de tipo A) no muestran sensibilidad especial a desarrollar ateromas, mientras que las personas que las tienen del tipo B, más pequeñas, son especialmente sensibles. Hay personas que son hipersensibles al consumo de las grasas saturadas que responden con elevaciones notables de LDL, mientras que otras son resistentes y solo experimentan pequeños aumentos.

Las LDL pequeñas pueden atravesar con más facilidad los poros de las células para llegar a la subíntima de las arterias donde ocurre la oxidación de la LDL por los radicales libres, dando lugar al desarrollo de la placa ateromatosa.

Las LDL oxidadas también juegan un papel importante reduciendo los niveles de óxido nítrico, una sustancia química que colabora en la relajación de los vasos, permitiendo que la sangre fluya sin obstáculos. A medida que el proceso continúa, las paredes arteriales se van estrechando paulatinamente, reduciendo así el flujo sanguíneo y dando lugar a la ateroesclerosis (endurecimiento de las arterias). Además, se puede depositar calcio en la zona inflamada de la arteria. Estas zonas recubiertas de calcio pueden romperse con el flujo sanguíneo, dando lugar a lesiones y a la formación de coágulos de sangre. Calcio y colesterol, por tanto, no es una unión adecuada. Si usted tiene osteoporosis y el colesterol alto, tenga cuidado con las pastillas de calcio, aunque se las haya recetado su médico.

HDL: lipoproteínas de alta densidad

HDL corresponde a lo que se denomina colesterol «bueno», término infantil que hasta los médicos han asumido. Estas lipoproteínas están constituidas por grasa y proteína, y transportan colesterol, triglicéridos y otras grasas (lípidos) en la sangre desde otras partes del cuerpo hasta el hígado, no permitiendo que otras lipoproteínas se peguen a la pared celular. Los aspectos notables de estas partículas son su alto contenido en proteína (50%) y su relativamente alto contenido en fosfolípidos (30%). Por lo general, las HDL se dividen en dos subclases: HDL2 y HDL3. Las HDL2 son grandes y menos densas; las HDL3 son menores y más densas.

Se cree que cuanto más alto, menos riesgo de padecer una arteriopatía coronaria. Sin embargo, necesitaríamos una casuística de al menos 50 años, para confirmar esta hipótesis.

Un nivel de HDL saludable se estima que debe ser:

- Hombres: por encima de 40 mg/dl.
- Mujeres: por encima de 50 mg/dl.

Las HDL salen del hígado hacia la circulación sanguínea y al pasar por las superficies celulares retiran el colesterol, tanto de la sangre como de las células. Se trata de una reacción que esterifica el colesterol con la intervención de la enzima LCAT (lecitin-acilcolesterol transferasa). Las HDL, originalmente pequeñas y discoides, se redondean al retirar el colesterol de las células, y así llegan al hígado, donde hay un receptor específico para la fracción proteica de HDL. El colesterol esterificado es así captado y convertido en ácidos y sales biliares que se excretan con la bilis. Por esta función que es inherente a la fisiología humana se le confirió –extrañamente– al colesterol HDL la característica de «bueno».

Pero el HDL incrementa su tamaño mientras circula por el torrente sanguíneo y elimina el tan preciado y necesario colesterol con el que las células mantienen su membrana. Se podría suponer que ese incremento de tamaño también podría obstruir las arterias si hay un exceso de LDL, convirtiéndose, así, el HDL realmente en el «malo».

El ejercicio ayuda a elevar el colesterol HDL, pero el exceso de actividad produce estrés oxidativo, altamente perjudicial.

El colesterol de los alimentos es colesterol esterificado con ácidos grasos que, una vez ingerido, llega al intestino delgado, donde una enzima del páncreas, la *colesterol esterasa*, separa por hidrólisis el colesterol del acido graso. La fracción del colesterol libre se difunde a través de la membrana de las células de la mucosa intestinal, y una vez dentro de éstas, es reesterificado, pasando a formar parte de los quilomicrones, donde por vía linfática llegan a la circulación general y después a los distintos órganos y tejidos del organismo. Posteriormente, los remanentes de quilomicrón captados por el hígado en receptores específicos incorporan el colesterol de la alimentación a las células hepáticas.

Regulación fisiológica

Si la cantidad de colesterol es excesiva se producen dos fenómenos:

a) La enzima ACAT (acil-CoA-colesterol acil transferasa) lo esterifica y forma oleatos y palmitatos de colesterol.
b) La síntesis de los receptores es reprimida y el colesterol no puede ser captado por las células, con lo que se incrementa la concentración de LDL en la sangre. En ese momento, y según la creencia médica, pasa a ser considerado un colesterol «malo», pero no es cierto. Las moléculas de LDL suelen tener diversos tamaños, según cada individuo, y mientras que las grandes no desarrollan ateromas, se requiere una sensibilidad especial hacia las pequeñas para que constituyan un factor de riesgo. Por ejemplo, la carencia de antioxidantes hace que las partículas muy pequeñas de LDL atraviesen los poros de las células dando lugar a su oxidación y, por lo tanto, a la formación de radicales libres.

Y en el lado contrario está el colesterol HDL, cuyas partículas al salir del hígado hacia el torrente sanguíneo se encargan de retirar las partículas de colesterol de la sangre y las células. De ahí vuelven al hígado, donde son convertidas en ácidos y sales biliares, siendo excretadas finalmente por la bilis al duodeno. El problema surge cuando la función hepatobiliar no es correcta.

Su efecto no tan «bueno» surge cuando son capaces de retirar el colesterol que permanecía adherido a la membrana celular, privándola de la necesaria elasticidad y contribuyendo también a la formación de ateromas.

CAPÍTULO 6

ANALÍTICA

Para determinar el nivel de colesterol de circulación libre, es necesario hacer un análisis de sangre, que por depuración, puede realizarse en ayunas o no. Cuando se mide el nivel de triglicéridos y el colesterol HDL, entonces la muestra de sangre debe ser extraída después de un ayuno de por lo menos 12 horas. La mayoría de los análisis del nivel de colesterol se realizan extrayendo sangre de una vena (generalmente del brazo).

Los test que se realizan en farmacias pueden efectuarse en cualquier momento del día, y su determinación no requiere estar en ayunas, ya que la ingestión de alimentos antes de la prueba no hace que varíen los valores de forma significativa.

En sujetos con valores de triglicéridos mayores a 400 g/dl, el cociente entre colesterol y triglicéridos es superior a 5, por lo que se recurre a la medición de LDL plasmático por ultracentrifugación. Esta determinación aislada es difícil y requiere técnicas de ultracentrifugación laboriosas, por lo que se puede estimar la concentración de LDL de forma indirecta cuando los niveles de triglicéridos sean menores a 400 mg/dl, a partir de la concentración de VLDL y de HDL.

Lo más habitual, y puesto que la LDL no puede ser medida directamente en la sangre, se calcula cuando se conoce el total de colesterol, los triglicéridos y el HDL. A veces se dice que ésta es una medición indirecta, porque deriva del resto de la información conocida.

La fórmula para calcular el LDL es:

$$LDL = colesterol\ total - triglicéridos\ /\ 5 - HDL$$

Los triglicéridos por encima de 400 mg/dl no son válidos para calcular el LDL.

Valores normales de las lipoproteínas:

El colesterol es medido en miligramos (mg) en 1/10 litro de sangre (dl).
Menos de 200 mg/dl: deseable
200-239 mg/dl: límite aceptable
Más o igual a 240 mg/dl: alto
LDL 60-140: deseable: < 130
HDL 35-85: deseable: > 40

El nivel de VLDL se estima dividiendo el nivel de triglicéridos por 100. Los valores se miden en mg/dl.

Triglicéridos 40 - 150 deseable: < 135

Otra forma de calcular la cifra óptima es sumar 180 a la edad que se tiene. Por ejemplo, 180 más 40 años serían 220 de colesterol.

Existe la posibilidad de que las cifras óptimas de colesterol se hayan bajado temerosamente para medicar de manera inadecuada a la población, del mismo modo que se realiza en la tensión arterial, en donde más de 120 de máxima ya se considera tratable farmacológicamente.

Un aumento marcado del colesterol plasmático, con un nivel normal de triglicéridos, no puede deberse a un aumento de VLDL, pues al ser ricas en triglicéridos, tanto como para aumentar la concentración del colesterol total, aumentaría el nivel de triglicéridos. En conclusión, si el colesterol está aumentado y los triglicéridos son normales, el paciente suele tener más alta la concentración de LDL, aunque también puede ocurrir con la HDL, pero es inusual.

Para ser más específicos en cuanto a la alteración en el metabolismo de los trastornos que se deben a las lipoproteínas específicas, se aconseja valorar conjuntamente los niveles de colesterol total, triglicéridos, LDL y HDL.

Es preferible medir los lípidos plasmáticos después de 12 horas de ayuno, ya que si lo hacemos antes o después de una comida rica en grasas, las LDL y las HDL pueden estar disminuidas por acción de las proteínas de transferencia de ésteres de colesterol (CETP).

Los valores consensuados son muy útiles para determinar si un paciente tiene alto o bajo riesgo de padecer una arteriopatía, pero en ciertos casos es muy difícil de determinar el riesgo. Por ejemplo, en el caso de que uno tenga el colesterol a 280 mg/dl (alto riesgo) pero un nivel de HDL de 70 mg/dl (bajo riesgo) ¿qué riesgo existe?

Algunos médicos calculan el riesgo ratio:

$$ratio = colesterol\ total/HDL$$

- Una ratio de 4,5 supone un riesgo medio
- Ratios de 5,1 o superiores suponen un riesgo muy elevado
- La ratio ideal es de 3,5 o inferior.

Siguiendo con el ejemplo, a pesar del nivel elevado de colesterol total de 280 mg/dl, gracias al nivel de HDL de 70 mg/dl, el paciente se encuentra con una ratio de 4, por debajo del nivel de riesgo medio. Con este tipo de ratios, se puede predecir con más exactitud las arteriopatías coronarias que con los niveles de colesterol total.

Factores de riesgo

Existen ciertos factores de riesgo que predisponen al incremento en los niveles de colesterol: influencia del entorno y del medio; una dieta rica en grasas, colesterol y proteínas, pero baja en fibra; la obesidad y el sedentarismo, etc.

Sexo: los hombres van a desarrollar cardiopatías coronarias 10-15 años antes que las mujeres (sobre todo por el aumento de las LDL), pero hay estudios que demuestran que las mujeres después de la menopausia, con niveles inferiores a 50 mg/dl, tienen una mortalidad mayor que las mujeres con niveles superiores a 50 mg/dl, independientemente de sus niveles de LDL.

Edad: para los niños y adolescentes no está claro cuáles son los valores normales del colesterol durante el crecimiento y durante la reparación de los tejidos, así que debemos admitir que los requisitos de colesterol pueden exceder la capacidad de las células para sintetizar colesterol por vía endógena sin riesgo para la salud. De este modo, las LDL pueden desempeñar un papel más importante para el transporte de colesterol que en el adulto en estado estable.

Factores genéticos: los genes pueden influir en los niveles bajos de HDL, altos de LDL o de otras lipoproteínas, produciendo mutaciones en las enzimas, en los receptores o en las apoproteínas; por ejemplo hipercolesterolemia familiar, o también apolipoproteinemia B100 familiar.

La hipercolesterolemia familiar es una alteración poco frecuente cuya alteración se encuentra a nivel de los receptores de LDL que funciona muy poco o no funciona, lo que genera unos niveles muy altos de LDL sanguíneo y predispone a enfermedades cardiovasculares.

Otros factores: ciertas situaciones pueden influir en los niveles, como el hipotiroidismo, enfermedades renales, diabetes y síndrome de los ovarios poliquísticos, entre otros.

Evaluación de la analítica
Prueba HDL
Este análisis de sangre mide un tipo de grasa (un lípido) llamado lipoproteína de alta densidad (High Density Lipoprotein en inglés) en el colesterol.

La prueba de HDL ayuda a controlar el riesgo de padecer una enfermedad cardíaca o aterosclerosis, es decir, el endurecimiento, estrechamiento u obstrucción de las arterias. Se considera que una disminución es un factor de riesgo. En cierto modo podría decirse que este colesterol es saludable, pero esto querría decir que el otro, el LDL, es perjudicial. La misión del HDL es adherirse a las grasas dañinas de la sangre y eliminarlas. También actúa evitando que otros tipos de colesterol se peguen a las paredes de los vasos sanguíneos y causen bloqueos. La creencia es que cuanto más alto sea el nivel de HDL, más bajo será el riesgo de enfermedad del corazón y que la medicación ayudará a disminuir este riesgo. Como ya hemos indicado, estas conclusiones quizá estén equivocadas.

Al mismo tiempo que el análisis de HDL, con frecuencia se realizan también análisis de otros tipos de colesterol y grasas, como por ejemplo triglicéridos. El conjunto de todas estas pruebas de lípidos se llama con frecuencia «perfil de lípidos».

Valoración médica

Cuando la preocupación aumenta a causa de los análisis, y no del estado general del enfermo (que puede ser óptimo), se pone un tratamiento conjunto de dieta «saludable», ejercicio y medicación durante un tiempo indefinido. El problema es que se advierte al enfermo que el aumento del colesterol constituye «una enfermedad silenciosa», lo que crea desde ese momento un estado de angustia que impide que las cifras de colesterol se normalicen. El miedo origina la enfermedad.

Para realizar la prueba analítica se recomienda que el paciente esté en ayunas desde la noche anterior al análisis. Esto quiere decir que no debe comer o beber nada después de la medianoche anterior al análisis. Si necesita tomar medicamentos, puede tomarlos con una pequeña cantidad de agua la mañana de la prueba.

Los medicamentos que pueden incrementar las mediciones de triglicéridos abarcan: betabloqueadores, colestiramina, colestipol, estrógenos, inhibidores de la proteasa, retinoides, diuréticos tiazídicos, ciertos antipsicóticos y píldoras anticonceptivas.

Los medicamentos que pueden disminuir las mediciones de triglicéridos abarcan el ácido ascórbico, la asparaginasa, el clofibrato, el aceite de pescado y las estatinas.

Tampoco se debe beber alcohol 24 horas antes de la prueba, ni realizar ejercicios entre 12 y 14 horas antes de la prueba o tomar medicación, salvo alguna imprescindible.

La prueba dura unos minutos, y aunque no debería ser determinante, en función de ella se instaura un primer tratamiento. Si el paciente mejora, lo razonable sería suprimir la medicación y cambiar solamente los hábitos de vida. El problema es que se instaurado ya en la mente el miedo a la enfermedad y esto origina una situación estresante que puede ser perjudicial para la curación. El paciente está convencido de que la medicación es su salvaguarda.

Los resultados de las pruebas deben ser solo una parte a evaluar, y hay que tener en cuenta su historia clínica personal y familiar, y su estado de salud actual.

CAPÍTULO 7

PAPEL DE LOS ALIMENTOS
Y BEBIDAS

Paradojas

Hay una opinión generalizada en las comunidades científicas y médicas de que la grasa saturada es mala para el corazón. En particular, esta forma de grasa (que se encuentra, entre otras cosas, en la carne, los huevos, los productos lácteos, el coco y el aceite de palma) se dice que elevan los niveles de colesterol, que a su vez incrementa el riesgo de enfermedades del corazón mediante la promoción del engomado de arterias conocido como «aterosclerosis».

En realidad, el impacto que la grasa saturada tiene en los niveles de colesterol es irrelevante, y es el impacto que tiene sobre la salud lo que cuenta. Así que, buscando información diferente sobre el vínculo entre la grasa saturada en la dieta y el riesgo de enfermedades del corazón, encontré algunas estadísticas. Una de ellas se centraba en las estadísticas europeas de enfermedades cardiovasculares. En este documento se puede encontrar información sobre el porcentaje de la dieta aportada por las grasas saturadas en más de 40 países, así como las tasas de mortalidad por enfermedades del corazón en esos lugares.

El porcentaje de calorías provenientes de grasas saturadas está en el rango de menos de 4 % (Bosnia y Herzegovina) hasta el 15,5 % (Francia). En otras palabras, la diferencia en el porcentaje de calorías de la grasa es enorme (aproximadamente unas 4 veces o un 400 % de diferencia). Las tasas de mortalidad por enfermedades del corazón son también muy diversas, y van desde 22 muertes por cada 100.000 personas a 215 (cifras de 1998).

Si hacemos un gráfico que represente los dos conjuntos de datos veremos lo siguiente: hay una tendencia a que con el aumento de grasas saturadas, las tasas de muerte por enfermedad cardíaca disminuyen. Esto se conoce como la «paradoja francesa», que describe el fenómeno de que las tasas de enfermedades cardíacas en Francia son bajas, a pesar de que toman una dieta rica en grasas saturadas. Esta paradoja no se limita a Francia, y abarca también a otros países, incluyendo el Reino Unido, Alemania, Austria, Finlandia, Bélgica, Islandia, Países Bajos y Suiza. Dejará de ser una paradoja cuando consideremos que las grasas saturadas no provocan enfermedad cardíaca.

Lo que tampoco es fácil de explicar es cuál es el papel en la salud de las grasas saturadas. Apenas sabemos realmente lo que hacen. Como contrapartida, hay un artículo que revela el riesgo que se corre por tomar estatinas y otros fármacos, y el profesor Collins ya advirtió sobre las tasas de problemas musculares con estatinas, y vincula tener el colesterol más alto con un riesgo menor de muerte en las personas mayores.

¿Qué hay que comer y beber?

Es evidente que la dieta juega un papel importante en la obtención o el mantenimiento de la salud. Tomar plantas medicinales siempre va a acelerar el progreso hacia las metas ideales para la salud; sin embargo, junto con una dieta ideal (o un buen paso en la dirección correcta), el síndrome de «dos pasos adelante, un paso hacia atrás» puede ver seriamente reducidos o eliminados los beneficios. Por lo tanto, antes de hablar de la dieta, vamos a tratar de las reglas más importantes para la construcción de la salud de una manera consistente.

Como prólogo a las siguientes pautas, es posible que no se puedan o no se quieran seguir todas ellas al cien por cien. La vida es algo más que lo que comemos, aunque lo que comemos influya en la calidad de nuestras vidas. Es recomendable que cada persona ponga cada una de estas directrices a prueba manteniéndolas durante un período de tiempo para ver cómo se siente, y luego desecharlas durante un período de tiempo para ver de nuevo cómo esas opciones ha mejorado nuestra vida.

Los cambios en la dieta y el estilo de vida requieren hacer lo mejor sobre la base de una comprensión personal en profundidad (o realización intuitiva) de la validez de un principio. Tal comprensión sólo puede proceder de pruebas personales en la elección de alimentos, combinándolos, y de una decisión personal sobre dónde trazar la línea divisoria entre lo apetecible y lo saludable. Las opciones de alimentos cambiarán con el tiempo de manera natural por el procedimiento de prueba y error, y una vez que se logren los primeros progresos, se querrá ir a un terreno más alto.

También es útil romper las reglas de vez en cuando, con el fin de asegurar que no tenemos una adhesión dogmática. La vida debe ser disfrutada, pero cuando nuestras opciones de alimentos disminuyen nuestro disfrute de la vida, o, más importante, en momentos en que nuestras opciones de comida están amenazando nuestra salud o las relaciones sociales, hay que rectificar.

Bebidas alcohólicas

El alcohol es un vasodilatador periférico. Hace que los vasos sanguíneos se relajen y ensanchen, pero cuando la ingesta es excesiva, se convierte en un vasoconstrictor: los vasos sanguíneos menguan y aumenta la presión arterial, lo que agrava los dolores de cabeza. Los vasodilatadores periféricos son medicamentos que se utilizan para tratar enfermedades que afectan a los vasos sanguíneos en la parte externa (periférica) del cuerpo, como los brazos y las piernas. La enfermedad de Raynaud es un ejemplo, y mejora con Inositol (Inosina) y Nicotinamida (ácido nicotínico).

Hay que reducir o eliminar el alcohol, incluso el **vino**, de la dieta debido a su impacto en el debilitamiento del hígado, el bazo, el páncreas y las glándulas suprarrenales. El vino contiene alcohol etílico y metílico, ambos muy dañinos para la salud. Una botella puede contener 13,5 ml de etanol por cada 100 ml de vino, y más aún los fortificados o generosos. Si su médico le recomienda beber vino para mantener su salud, cambie de médico.

Los vinos tintos secos pueden producir menores efectos negativos debido a su dulzor reducido, pero los programas más restrictivos excluirán todas las bebidas alcohólicas, incluyendo kombucha, un producto de la fermentación del té rojo, rico en taninos, azúcar y un poco de alcohol etílico.

Sobre la **cerveza** hay que decir que, por regla general, el contenido en alcohol de la cerveza varía del 3 % ABV (alcohol en volumen) al 12 % ABV. Las cervezas que solemos tomar en bares y terrazas contienen en torno al 4,5 y el 5 % ABV. La cerveza sin alcohol contiene menos del 1 % ABV y las 0,0 no deben superar precisamente esa cantidad: deben tener menos del 0,1 % de alcohol. La cerveza más fuerte del mundo tiene un 65 %.

En cuanto a los aditivos, encontramos:

— MSG (glutamato monosódico)
— Glicol de propileno, que se utiliza para estabilizar la espuma superior de la cerveza, pero en grandes cantidades es un compuesto que puede causar graves problemas de salud
— Jarabe de maíz con alta fructuosa
— EDTA de calcio y disodio
— FD & C Blue 1, rojo 40, y el amarillo 5
— Colorantes a base de insectos
— Monoestearato de glicerilo.

La mayoría de las cervezas contiene lúpulo, una sustancia amarga que mejora el flujo de la bilis y la digestión, pero también favorece la producción de estrógenos, lo que aumenta la lentitud, la infertilidad y el crecimiento excesivo del *Candida*. Podríamos decir que es más adecuada para mujeres que para hombres.

Si encuentra artículos que hablan de las propiedades saludables de las bebidas alcohólicas, sepa que están promocionadas y respaldadas por los fabricantes. Y si escucha a algún médico que habla en su favor, os obvio que él también es bebedor.

Si padece hipertrigliceridemia, el consumo de cualquier tipo de alcohol está contraindicado.

Usted puede encontrar «pruebas» de que el consumo de vino y el whisky aumentan la cantidad de HDL y reducen la del LDL. No se las crea, pues han sido financiadas por los fabricantes de bebidas alcohólicas. Recuerde que su hígado, el órgano que regula los niveles de colesterol, reacciona muy mal al alcohol.

El agua

Beba agua, o mejor aún, agua azul (agua expuesta al sol en un envase de vidrio azul). Posiblemente haya escuchado que el agua durante la comida no es recomendable porque diluye los jugos gástricos, otra falsedad que no debe aceptar. Los alimentos necesitan hidratarse suficientemente, y precisamos beber agua durante la comida; ni antes, ni después. Si no lo hace, el organismo sacará el agua de las reservas orgánicas, privando a otras células de ella. Si esto lo repite tres o más veces al día, durante toda su vida, no se extrañe que la piel se le marchite por deshidratación. Y no diluye ningún jugo gástrico, más bien lo hace más eficaz.

Para final, tómese una infusión de hierbas digestivas, como jengibre, comino, anís, orégano o malvavisco.

Alimentos transgénicos

Habrá oído hablar de los peligros de los alimentos transgénicos y la agricultura convencional, habrá llegado a la conclusión de que nos están envenenando y que hay que comer alimentos ecológicos. De nuevo, le pedimos que razone sobre qué y quién hay detrás de ambos mensajes. Las plagas hay que combatirlas, lo mismo que los insectos y los parásitos, pero también hay que luchar contra la sequía, el sol abrasador y el terreno infértil. Salvo que usted tenga un huerto propio, todo lo que venga de fuera es una incógnita. Los alimentos transgénicos se diseñaron para hacer las cosechas más fértiles y poder suministrar alimentos a todo el mundo. Otra cosa es que alguna empresa tenga el monopolio sobre sus semillas.

Los probióticos

Comer o beber alimentos fermentados con cada comida (kéfir, *miso,* yogur, chucrut, salsa fermentada, etc.) quizá pueda interferir con la propia flora bacteriana en lugar de favorecerla. Bacterias diferentes compitiendo por el espacio, los nutrientes y el oxígeno no parece muy recomendable. Como siempre, debe diferenciar entre publicidad y verdad.

Sal

Y sobre la sal las dudas también están presentes. Hay quien habla de las bondades de la sal del Himalaya, celta, Redmond, Real Salt, etc., y las considera esenciales para una salud óptima. Lo que sabemos es que la sal es imprescindible para la vida, y que después del oxígeno y el agua es el tercer elemento en importancia. Eso lo sabían los antiguos cuando establecieron el «salario» como forma de pagar el trabajo en forma de sal, y los médicos actuales, que suministran suero fisiológico a la mayoría de los pacientes hospitalizados. De cualquier modo, y para seleccionar, nosotros preferimos, por precio y calidad, la simple sal marina integral que se vende en envases de kilo en cualquier herbolario. No necesita nada más para asegurarse su ración diaria de buena sal.

Ahora bien, el exceso de sal que en proporciones óptimas contribuye al proceso digestivo por el aumento de la presión osmótica puede perjudicar a la propia flora intestinal. La ingesta de sal marina en cantidad moderada proporcionará al organismo un espectro completo de minerales, electrolitos, sílice y cloruro, este último necesario para la longevidad y para la mayoría de las reacciones químicas/hormonales. Estos microelementos se encuentran en los alimentos vegetales de tierra y mar, así como en la sal marina integral, donde se han detectado 94 elementos, los mismos que dieron origen a la vida.

Alimentos saludables en cualquier circunstancia

Los siguientes alimentos recomendados deben ser, evidentemente, de cultivo ecológico.

Verduras
– Aguacate
– Pepino
– Arroz. El arroz blanco integral es la especie común preferida, aunque otros pueden ser el arroz salvaje, el rojo y el arroz negro.
– Salvado de arroz estabilizado e integral.
– Lentejas
– Cebollas (tan a menudo como se desee)
– Puerros
– Jengibre
– Raíz de la cúrcuma
– Perejil
– Cilantro

- Apio
- Espárragos
- Raíz de bardana
- Raíz de achicoria
- Pimientos verdes, rojos, púrpuras
- Calabaza (evitar poner aceite o mantequilla en este almidón).
- Ajo crudo (actúa como antibiótico de amplio espectro y mantiene la sangre fluida). El ajo envejecido o el macerado en aceite de oliva o vinagre también gusta mucho.
- Aloe (pulpa o jugo)
- Especias orgánicas, especialmente jengibre y curry, y las especias picantes como la pimienta negra.
- La mayoría de las lechugas (excepto la iceberg, por la acumulación de nitratos).
- Las crucíferas (col, lombarda, coliflor...) deben consumirse con discreción. Generan gases y son bociógenas (producen bocio). La col rizada, aunque nutritiva, también contiene una alta cantidad de compuestos sulfurosos, así que hay que tener cuidado si se tiende hacia una hipofunción de la tiroides o adrenal.
- Hojas de diente de león. Una verdura extraordinaria, pero debe recolectarla directamente del campo, pues no se comercializa.
- Las espinacas (mejor para las personas con hipertiroidismo) le ayudarán a reducir la función tiroidea, ya que contiene una mayor cantidad de ácido oxálico que compite por el hierro y el calcio.
- Las acelgas son nutritivas, pero también contienen una alta cantidad de ácido oxálico, y pueden deprimir la función tiroidea.
- Las habas (la más importante fuente conocida de potasio entre las frutas y las verduras).
- Frijoles y guisantes, siempre que no se coman con aceites o grasas (como la mantequilla o la manteca de cerdo). Los frijoles son mejores cuando están fermentados o empapados durante 2 días y el agua escurrida antes de cocinar. Tenga en cuenta que los guisantes partidos pueden precipitar un brote de herpes si hay acidez en ese momento (especialmente si también ha estado consumiendo frutos

secos, carne, café, tomates, etc.), aunque los guisantes no sean culpables.
- Judías verdes
- Habichuelas
- Los garbanzos son mejores si se fermentan *(miso)* o germinan, ya que son difíciles de digerir y con frecuencia pueden causar gases.

Lácteos
- La leche no se aconseja, pero si le gusta mucho, consuma preferiblemente la de cabra.
- Los yogures no se aconsejan por ser lácteos; recomendamos reemplazarlos por kéfir, o cuajada. El suero de leche, sin embargo, por ser fuente de glutatión, de proteínas y una excelente fuente de probióticos se puede consumir con moderación.

Aceites
Los aceites, en general, presentarán un desafío para el organismo de varias maneras:

- Los aceites extraídos son muy densos y difíciles de digerir.
- La mayoría de la gente de hoy en día no produce suficiente bilis como para emulsionar los aceites suficientemente.
- Los aceites tienden a acidificar la sangre, por lo tanto, a espesarla.
- Los aceites no digeridos en el torrente sanguíneo interfieren con el metabolismo del azúcar, por lo tanto, promueven la resistencia a la insulina.
- Los alimentos integrales como el aguacate, las semillas de sésamo, las aceitunas, las semillas de chía, las algas marinas (excelentes fuentes de omega) y las verduras, todas contienen algunos aceites de origen natural.

Pero si va a utilizar aceite, aquí hay algunas pautas:

- Utilice siempre aceites frescos y almacenados en vidrio oscuro para evitar la luz solar directa. El **aceite de linaza** enrancia en 15 minutos si no está herméticamente cerrado. Mejor que muela su propio lino justo antes de consumirlo. No mezcle aceites y dulces.
- Los **aceites fritos** de todo tipo son aceites rancios, y darán lugar a numerosas quejas de salud (especialmente cuando se fría almidón (maíz o patatas fritas), pollo, pan o empanadillas.
- El **aceite de coco** es tolerante al calor y es considerado un aceite predigerido, por lo que si el almidón y el aceite tienden a romperse (como en las verduras con arroz), entonces éste es el aceite preferido, ya que es menos probable que interfiera con el metabolismo del azúcar que otros aceites. Pero incluso el aceite de coco puede contribuir al crecimiento excesivo de los hongos. Sin embargo, cuando se consume en cantidad con algo que se descompone en azúcar (pan, pasta, patatas, calabaza, frutas, etc.), es más recomendable que los otros.
- **Aceite de palma**. Desaconsejado.
- El **aceite de oliva** es recomendable por ser monosaturado, pero se enrancia rápidamente si no se mantiene cerrado y fuera de la luz, o si se deja al aire libre con los alimentos durante un período de tiempo. Tenga cuidado con las mezclas de aceite de oliva con otras grasas disfrazadas de «aceite de oliva», y si lo compra busque que esté envasado en una botella opaca a la luz.
- **Sésamo**. Aceptable.
- **Girasol**. Soporta mal las altas temperaturas.
- **Semilla de uva**. Para crudo.
- **Aceite de germen de trigo**. Contiene altas dosis de vitamina E.
- **Alpiste**. Muy recomendable en ayunas.
- **Cártamo**. (No cocinar).

Hierbas y flores
- Zumos de hierbas (trigo, cebada, etc.).
- Todas las flores comestibles (borraja, albahaca, caléndula, la mayoría de las flores de hierbas, etc.).

- Hojas de ortiga verde y raíz.
- Todas las hierbas adaptogénicas, tónicos herbarios y rejuvenecedoras (raíz de eleuterococo, cordyceps, jaogulan, ashitaba, todos los ginsengs).
- Moringa (tiene efectos antibióticos, rejuvenecedores y contra el cáncer).

Superalimentos
- Todas las verduras del mar (algas, gigartina, *kombu,* laminaria, fucus, dulse, algas verdes azules, fitoplancton, chlorella, spirulina, etc.)
- El polen de abeja (asegúrese de que el polen sea de su país)
- Hojas de alfalfa o germinados
- Familia de las crucíferas: son muy saludables, salvo que se padezca hipotiroidismo. Por su contenido en azufre, se recomiendan:
  • Rábano
  • Coliflor
  • Brócoli
  • Nabo
  • Coles de Bruselas
  • *Wasabi*
  • Hojas de mostaza
  • Hojas de rábano picante y la raíz
  • Berro
  • Repollo
  • Rúcula
  • Berzas.

Alimentos que hay que consumir con moderación

Frutos secos (ácido oxálico)
Cacao
Los granos de cacao o las puntas (la fuente del chocolate), científicamente llamado *Theobroma* («alimento de los dioses»), hacían referen-

cia a la fruta carnosa, no al grano. Al igual que el grano de café, el fruto carnoso que rodea el grano es lo que produce el mayor de los beneficios para el organismo. Si le gusta el cacao, mejor si es sin azúcar y sin aceites artificiales o añadidos lácteos.

Gran parte del chocolate actual está mezclado con polirricinoleato poliglicerol, comúnmente conocido como PGPR, en un intento de reemplazar el contenido de manteca de cacao para que pueda ser extraído y vendido a la industria cosmética a precios más altos.

Café

No hay duda de que algunos beneficios para la salud derivan del consumo regular de café, pero junto con esos beneficios existe una serie de efectos secundarios desagradables, especialmente si se mezcla con azúcar, leche o crema. El grano de café, sin embargo, es una hierba amarga que ayuda al organismo a desintoxicar la sangre y digerir la grasa, salvo que le añada azúcar.

Hay una relación directa entre hierbas amargas (como el café), que emulsionan con los aceites y grasas. Debido a que nuestras dietas son generalmente altas en aceites y grasas (en gran medida con grasas trans), las hierbas amargas estimulan la producción de líquidos biliares del hígado, responsable de digerir las grasas.

La bilis es utilizada por el hígado para eliminar las impurezas (metales pesados, productos químicos, bacterias, virus, parásitos) de nuestra sangre y nos ayuda a romper (emulsionar) nuestras grasas/aceites, así como metabolizar el colesterol. La utilización de hierbas amargas y especias, como la cúrcuma, el jengibre, el hinojo, el cardamomo, la milenrama, el aloe vera, el boldo, la manzanilla, la canela, el cilantro, el comino, el cardo mariano, el diente de león, el perejil, la genciana, y muchas otras, ayudarán a la digestión y el control del colesterol.

No obstante, el café tiene sus inconvenientes, como son la sobreestimulación de las glándulas suprarrenales y el sistema nervioso, agotando las reservas de energía del organismo y subiendo la presión arterial. Esto ocasiona agotamiento, insomnio, mañanas perezosas, deficiencia de bazo y desregulación hormonal.

El efecto estimulante que la mayoría de las personas obtiene del café lo es porque emplea las reservas energéticas básicas (riñón ying).

Sobre el té

Las hojas de la *Camellia sinensis* tienen una larga tradición mundial por sus buenos efectos en la salud. Busque una marca biológicamente testada.

Alimentos con almidón

Las hortalizas de raíz se pueden comer, pero nunca fritas o en aceite. Recuerde que los almidones se convierten en azúcar en el organismo. El azúcar y los aceites no deben mezclarse.

Las **zanahorias** se pueden consumir cortadas o picadas, pero no deben ser demasiado dulces.

Las **remolachas** (que se pueden consumir moderadamente debido al contenido dulce y al ácido oxálico) deben poseer el certificado biológico.

El **ñame, los boniatos y las alcachofas** son ricos en inulina (como lo son la mayoría de los vegetales de raíz), que alimentan nuestra flora beneficiosa (pero es importante no consumirlos con crema agria, mantequilla o aceites en la misma comida, ya que esta combinación alimenta en gran medida a los hongos). Recuerde separar sus aceites y almidones en diferentes comidas.

Las **patatas** también pueden consumirse.

Incluso la mantequilla cruda y la nata cruda pueden aumentar el crecimiento excesivo de *Candida* cuando se combina con un tubérculo almidonado, arroz o alimentos endulzados.

Frutas (de temporada)

La mayoría de las manzanas son demasiado dulces para mucha gente; son preferible las ácidas.

- Melones
- Sandías
- Papaya
- Higos

– Bayas de todo tipo (arándanos, saúco, bayas del goji).
– Uva moscatel y sus semillas
– Encontrará uvas y sandías sin semillas de todo tipo. Esto no es un fenómeno natural.
– Peraså
– Melocotones, salvo que se padezca hipotiroidismo.
– Las fresas, al competir el ácido oxálico con el hierro, son buenas para el hipertiroidismo.
– Los plátanos se cosechan verdes (por lo tanto, carentes de los nutrientes completos), son irradiados para traspasar las fronteras y luego gaseados para estimular la maduración. Tales manipulaciones dan como resultado un fruto que es en su mayoría un ácido promovedor de azúcar. Los buenos plátanos son más que una fuente moderada de potasio. Las habas son la mayor fuente conocida de potasio en un alimento y los plátanos son un pobre sustitutivo, debido en gran parte al crecimiento de los hongos que crean en el organismo.
– Aguacates.

Cítricos ocasionales
Todos los cítricos se pueden consumir con moderación y sólo si el sistema ya está equilibrado a 7,0 pH.
– Limón (ocasional, a menos que ya esté el pH equilibrado). En dosis pequeñas se comporta como un alcalino al generar carbonatos en el estómago y ácido en grandes dosis.
– Naranja
– Mandarina
– Pomelo
– La piña contiene enzimas muy saludables, pero también azúcares y ácidos.
– Los tomates crudos se deben consumir con moderación; no debe cocinarlos.

No utilice cítricos (como las naranjas o el pomelo) como una fuente de vitamina C cuando esté enfermo. La enfermedad a menudo implica que el pH esté alterado y los cítricos aumentan su acidez, especialmente los dulces, lo que significa que carecen de minerales suficientes para que el páncreas produzca carbonato alcalinizante. Los ácidos y azúcares en la mayoría de los cítricos se limitan a deprimir el sistema inmunológico y, además, acidificar el cuerpo, haciendo que la enfermedad se alargue. Si necesita vitamina C, use los comprimidos naturales que se comercializan.

Cereales y panes

En la medida en que pueda, use cereales germinados o integrales. Generalmente son bien aceptados la quinoa, el trigo sarraceno y el amaranto, porque son técnicamente semillas en lugar de granos. El mijo es similar, pero tiene un ligero efecto reductor de la tiroides, por lo tanto, no se recomienda para personas con hipotiroidismo, pero está bien para aquellos con un metabolismo más rápido.

Trigo

Vale la pena probar los antiguos granos; no se fíe de quienes intentan desprestigiarlos. Quizá solamente deseen desplazarlos del consumo masivo para vender los nuevos cereales. El trigo es uno de los más perseguidos por los defensores de los nuevos cereales, tales como la quinoa, el amaranto y el sorgo, además de la espelta y el kamut. Sea prudente y no se crea todo lo que le dicen. El trigo, a pesar de contener gluten, lo mismo que la cebada, la avena, el centeno, la espelta y el kamut, ha sido la base de la alimentación humana desde hace miles de años. El hecho de que los mayores productores sean China y Estados Unidos ha ocasionado una xenofobia hacia los alimentos procedentes de esos países.

Entre las variedades de trigo están el Einkorn, *Triticum monococcum*, también conocido como trigo escanda cultivado, pero que sólo se cultiva en algunas zonas montañosas de Europa. El trigo Emmer es el más antiguo de todos los granos, y su gluten es de una naturaleza diferente a la del gluten en las variedades modernas, por lo tanto, más tolerable y más natural para el cuerpo humano. El trigo sarraceno, también llamado *trigo negro o alforfón*, no es un cereal, pero por su contenido en almidón se le denomina seudocereal.

Los edulcorantes, los huevos y los aceites, en combinación con la harina (que se convierte fácilmente en azúcar), son ingredientes comunes en productos horneados que producen el crecimiento excesivo de hongos debido a la mezcla de alimentos y azúcar. Una sola pieza de pan de trigo integral, con lo saludable que nos parece, se puede convertir en azúcar, que aumentará rápidamente los niveles de glucosa en el rango diabético.

Pasta

Elija las elaboradas con **trigo** integral no transgénico. La mayoría de pastas se preparan con trigo Durham, que es menos hibridado que el trigo moderno actual, por lo que el índice glucémico es más bajo que en el trigo habitual. Si lo mezcla con aceites, productos lácteos o pan, además de las salsas o ensalada de aderezos habituales, puede tener un crecimiento excesivo de hongos y un vientre tan prominente como el de un cervecero.

La **quinoa** sería la mejor pasta, pero por lo general también contiene maíz transgénico.

Los fideos de **espelta** se encuentran entre las mejores pastas, aunque todavía contienen almidón.

Una opción es utilizar fideos **Kelp** (mezcla de los géneros *Ascophylum* y *Laminaria)* en lugar de la pasta que se encuentran en la mayoría de las tiendas de alimentos saludables. Contienen bajos niveles de hidratos de carbono, aproximadamente 1 gramo por porción de fibra, además de minerales, aminoácidos y vitaminas K y E. Vienen en dos formas: una versión procesada que es de un color verde blancuzco o muy claro, y una versión más oscura formada por tiras de algas congeladas.

Edulcorantes

Nunca se deben consumir edulcorantes concentrados. Puede emplear:

Polvo de raíz de **regaliz** (máximo de 1 cucharadita por día o menos).

Stevia en polvo de hoja verde (no el polvo blanco, gotas o concentrada). La hoja verde es segura, pero los concentrados en polvo líquido y blanco pueden causar estragos en el equilibrio hormonal del cuerpo debido a su naturaleza concentrada. El insomnio, la fatiga crónica, la disfunción tiroidea y las irregularidades menstruales/menopáusicas, pueden derivarse de su uso diario.

Hay que eliminar el **agave**, y otros edulcorantes líquidos. El agave contiene más del 70 % de fructosa (el jarabe de maíz un 55 %) y no se elabora hoy en día de acuerdo con los métodos tradicionales, que eran mucho menos concentrados.

Elimine el **xilitol** (la causa de más de 10.000 muertes de animales al año debido a la insuficiencia renal) y todos los edulcorantes artificiales (esto es evidente, pues los elementos químicos no pertenecen al cuerpo humano, no contienen información reconocible).

Miel

La miel horneada o calentada se puede convertir en una toxina en el intestino denominada HMF (hidroxi-metilfurfural). Algunas mieles comercializadas han sido sometidas al calor para que permanezcan licuadas. Decántese por las mieles cristalizadas que no hayan perdido sus propiedades.

La miel no certificada cien por cien cruda debe tomarse en cantidades limitadas. En cantidades grandes es demasiado concentrada y dará mucho trabajo a las glándulas suprarrenales y el páncreas. También es más problemática cuando se mezcla con aceites o panes, etc.

Otros alimentos

Sea muy conservador con la siguiente lista, ya que son aceites a base de proteínas y no se deben combinar con almidones o azúcares, ni consumirse en grandes cantidades debido a la dificultad en la digestión de la mayoría de ellos:

Nueces (también almendras, nueces de Brasil, anacardos, Hazel, nueces de Macadamia, amapola, calabaza, sésamo, girasol, castañas). Las nueces, en general, pueden precipitar un brote de herpes (herpes labial), si se toman en grandes cantidades. También, al contener altas cantidades de ácido oxálico, compiten con el calcio y pueden crear cálculos renales o articulaciones artríticas.

Los **piñones** (cedro siberiano y listón estadounidense) son los frutos secos más seguros y mejores en el mercado. Si se consumen en grandes cantidades, reducirán la función tiroidea debido a su contenido en azufre, a menos que se combinen con hojas de ortiga.

Queso (nunca recomendamos los lácteos).

Huevos

Sea conservador con los huevos (aunque es conveniente cuestionar el origen de los granos que comen las gallinas por su contenido en melamina). Las gallinas no deben alimentarse de granos transgénicos (sobre todo maíz «orgánico», soja, harina de canola, o harina de semilla de algodón, ya que todos ellos son susceptibles de estar contaminados). Los pollos deben alimentarse de semillas de girasol, arroz integral y espelta, brotes de soja y cuajada de leche cruda de suero fermentado.

Carne

Tenga en cuenta que incluso la carne magra contiene grasa, que puede producir sobrecrecimiento de hongos si se combina con un almidón, azúcar o granos. Mejor reemplace la carne por setas y granos germinados fermentados siempre que sea posible. Sin embargo, si es comedor de carne, entonces cocínela bien y evite la poco hecha o «vuelta y vuelta». Sepa que la sangre de la carne casi cruda no la asimila el aparato digestivo humano.

Asegúrese de que su carne esté libre de toxinas y que no haya sido alimentada con soja, maíz, semillas de algodón o pasta de canola.

La caza silvestre en general es mejor que los animales de granja y pastoreo, pero le va a producir más ácido úrico.

La carne de cerdo es el alimento peor para el ser humano, incluido el jamón serrano. No es una casualidad el hecho de que ciertas religiones lo prohíban.

Marisco

Algunos son carroñeros y consumen muchos de los contaminantes químicos que caen hasta el fondo de los océanos, ríos y lagos, lo mismo que los peces de cultivo, que son alimentados con comida con antibióticos y soja mezclada químicamente. Los peces silvestres son mejores, pero todavía contienen PCB, dioxinas y cualquiera de los 65.000 productos químicos peligrosos existentes que contaminan el medio ambiente.

Levadura roja de arroz

La levadura roja del arroz es un producto obtenido a partir de una levadura (*Monascus purpureus*) que crece sobre este cereal. El arroz fermentado de este modo ha servido como componente de la dieta durante siglos en algunos países asiáticos. En esta farmacopea, la levadura roja de arroz se propone como una ayuda para los problemas digestivos, problemas circulatorios y para la salud estomacal.

La levadura roja del arroz tiene como principios activos varios compuestos denominados monacolinas, una serie de sustancias que inhiben la síntesis de colesterol. Una de ellas se conoce como lovastatina. Sin embargo, hay bastante controversia en cuanto a su uso, pues se considera que algunos preparados contienen citrinina, una nefrotoxina.

Dieta saludable

La hipótesis de la dieta cardiosaludable establece que las grasas saturadas y el colesterol en la dieta (o sólo uno o el otro) causan enfermedades del corazón. Sin embargo, los vegetarianos también pueden tener el colesterol alto y morir de enfermedades cardíacas, lo que avala la tesis de que la dieta no lo es todo en el control del colesterol.

Los defensores de la idea de que la dieta es la base para un corazón sano se basan en la hipótesis de que los lípidos —en especial las grasas saturadas y el colesterol— causan las enfermedades cardiovasculares. Quizá les deberíamos recordar con más frecuencia que somos cuerpo y mente, además de espíritu, y que **la dieta saludable es solamente uno de los requisitos para una vida sana**.

Por ejemplo, cuando Nikolai Anichkov describe el modelo de conejos alimentados con colesterol y otros modelos experimentales afectados de aterosclerosis, concluye que los niveles sanguíneos de colesterol eran el principal (pero no exclusivo) factor en la enfermedad, pero nunca llegó a la conclusión de que la aterosclerosis humana fuera causada por comer colesterol. En su momento, dijo: «La aterosclerosis humana es diferente de la de los animales y es muy cierto que la mayor parte del colesterol no es ingerido con el alimento ordinario. En los pacientes humanos, cuando tenemos una alteración primaria del metabolismo del colesterol, que puede conducir a la aterosclerosis, con frecuencia la hipercolesterolemia es baja, y solamente existe riesgo cuando es de larga duración y se asocia con otros factores perjudiciales».

Como Steinberg señala, la hipótesis de colesterol y enfermedades cardíacas asociada a la dieta es falsa. Insiste en que se manipularon los datos sobre fallecimientos y causas, y que estos datos han llegado hasta el día de hoy.

Un dato significativo es que **los vegetarianos también padecen arteriosclerosis, aunque con menos frecuencia.** Quizá se deba a que hay otros factores anexos, como son estilo de vida, la actividad física, menos estrés y meditación frecuente. La hipótesis científica es que cuando se aumenta la dieta rica en grasas saturadas en babuinos, gatos, gallinas, chimpancés, perros, cabras, cobayas, hámsters, ratones, monos, loros, cerdos, palomas, conejos y ratas, aumenta el colesterol y la arteriosclerosis.

Para lanzar la hipótesis de los lípidos, que se refiere a los niveles sanguíneos de lípidos, con la hipótesis de la dieta para el corazón, que se refiere a los lípidos de la dieta, se experimenta con animales y, en ocasiones, con humanos voluntarios, pero no se tienen en cuenta el resto de los factores, especialmente los anímicos y emocionales, que van a permitir que una dieta incorrecta cause daño. **La idea de que el cuerpo humano es capaz de reajustarse una y otra vez nunca es contemplada por los vendedores de medicamentos. El remedio tiene que venir, según ellos, de fuera y pagar por ello.**

Pero ¿es realmente cierta la hipótesis de los lípidos o debe ser rechazada? Para hacer frente a esta pregunta, tenemos que reexaminar el valor del modelo del conejo alimentado con colesterol.

La alimentación tiene un efecto mínimo sobre las cifras del colesterol, aunque una dieta saludable basada en alimentos vegetales, siempre ayuda a su restablecimiento. Pero incluso un gran comedor de alimentos ricos en colesterol apenas vería aumentados los niveles más de un 5 % y eso de forma esporádica.

Paradójicamente, un ayuno prolongado tampoco contribuye a la bajada de los niveles de colesterol.

Las emociones negativas, especialmente el rencor, el odio, la envidia y la agresividad, así como una menor autoestima, contribuyen de manera significativa a un aumento en los niveles del colesterol.

Se recomienda un incremento en los niveles de proteínas procedentes de los pescados y las legumbres, y un aumento del potasio mediante frutas y ensaladas, debidamente aliñadas con aceite de oliva o germen de trigo, por su alto contenido en vitamina E.

CAPÍTULO 8

ATEROSCLEROSIS

¿Conlleva algún beneficio tener aterosclerosis?

Curiosa hipótesis que insiste en que es una defensa del organismo para hacer más fuertes los vasos sanguíneos con el paso del tiempo al endurecer su pared. Indudablemente, mucha gente se va a encolerizar con esta teoría. ¿Y si fuera verdad?

Sabemos que cuando envejecemos nuestras arterias se vuelven rígidas. Las células musculares lisas y las fibras elásticas que rodean los vasos sanguíneos cuando somos jóvenes son reemplazadas gradualmente por tejido más o menos fibroso y rígido. Al mismo tiempo, o más tarde, el colesterol, diversas grasas, e incluso el calcio, se incrustan en la pared del vaso sanguíneo. Las arterias probablemente se vuelvan rígidas como medida de protección, para evitar que la presión de la sangre –que aumenta con la edad– en el interior cause una dilatación excesiva.

Pero la remodelación de las arterias no se produce de manera uniforme. Así, es más pronunciada en zonas altas y en donde hay diversas ramas o vasos sanguíneos. Tal engrosamiento localizado se llama ateroma o placa. Por razones desconocidas, en algunas personas la incorporación de colesterol en la pared arterial se vuelve irregular y sobresale en el interior de la arteria. A veces, estas protuberancias localizadas, llamadas lesiones elevadas, incluso se convierten en un material similar a la piedra caliza. La incorporación de colesterol y la cal también puede progresar hasta que el vaso se estrecha y el corazón no recibe suficiente oxígeno. Estas constricciones se considera que pueden ser la causa de los ataques al corazón, ya sea directamente, o iniciando la formación de un coágulo.

Así que la incorporación de colesterol y calcio es mala cuando se llega al punto en que se produce una lesión elevada, pero cuando el colesterol y calcio se incrustan en la pared arterial lo suficiente para endurecerla, ésta es una buena cosa. Quizá deberíamos hablar de procedencia del calcio. **Más del 90 % de las placas de grasa están calcificadas si la persona ha tomado suplementos de calcio**. El colesterol, por el contrario, al ser suave y ceroso, no afecta a la elasticidad de las arterias. Así que si usted, con preferencia las mujeres, toma suplementos de calcio para la osteoporosis y estatinas para reducir el colesterol, tendrá una calidad arterial seriamente dañada. Y eso sin mencionar otros daños, como la formación de cálculos renales, diabetes tipo 2 e hipotiroidismo.

En su empeño por dejar a todo el mundo dentro del rango normal o habitual, los médicos impiden los numerosos esfuerzos que realiza el cuerpo humano para equilibrarse.

Si tenemos en cuenta que la mayoría de los animales no desarrolla de forma natural la aterosclerosis, deberíamos saber las razones. ¿Sus vasos sanguíneos crecen demasiado amplios durante su vida y por eso la placa no les afecta? Aparentemente, no.

En segundo lugar, el modelo de conejo alimentado con colesterol muestra de manera clara que las estrías grasas se transforman en placas, y éstas progresan a lesiones elevadas. Si la alimentación con colesterol se detiene, las placas entran en regresión. Según parece, hay una relación causa-efecto. Hasta un niño lo vería, pero no somos niños.

El conejo desarrolla de forma natural estrías grasas durante la infancia cuando se amamanta de la leche de su madre, y éstas desaparecen después. Esto debe ser una medida de protección o equilibrio, y no un error biológico. El conejo no desarrolla estrías grasas o placas como un adulto a menos que estén alimentados con un exceso de colesterol o alimentos ricos en colesterol, en cuyo caso aparecen en los mismos lugares que las estrías grasas aparecieron durante la lactancia. De nuevo, el organismo se reajusta ante una dieta poco natural.

La acumulación de LDL en las estrías grasas sólo se produce si las LDL se oxidan, y esto puede ocurrir por diversas causas. La consecuencia es que las LDL que están muy oxidadas matan a las células más saludables. Dañan la producción de óxido nítrico, necesario para la dilatación de los vasos sanguíneos, y hacen que las células de espuma, las células musculares lisas y las células endoteliales produzcan compuestos inflamatorios que aceleran la progresión de las etapas obviamente perjudiciales en el desarrollo de la placa. Si la acumulación de células espumosas detrás de la capa endotelial de la pared del vaso sanguíneo es promotora de la salud, ¿por qué el cuerpo elige algo tan tóxico como el LDL oxidado para lograrlo? Debe tener alguna razón saludable.

Lo que ahora sabemos sobre el óxido nítrico nos permite formar una explicación más razonable de por qué las lesiones se forman en algunos lugares y no en otros. Para ello, el lugar debe estar previamente lesionado. Cuando es así, el flujo provoca tensión de cizallamiento, lo que hace que el revestimiento del vaso sanguíneo produzca óxido nítrico. La alteración del flujo sanguíneo reduce el flujo laminar y contrarresta su efecto. El óxido nítrico previene la oxidación de LDL, dilata los vasos sanguíneos y evita la adhesión de las células blancas de la sangre en el revestimiento de los vasos sanguíneos. Realizar ejercicio podría proteger contra la enfermedad cardiovascular; de hecho, es gracias al aumento del flujo sanguíneo laminar por lo que se aumenta la producción de óxido nítrico.

La conclusión es que no hay una dieta idónea para el corazón, y tampoco es convincente el uso de fármacos para reducir el colesterol. Tampoco estamos seguros de que las grasas saturadas sean las culpables y del efecto beneficioso de las grasas poliinsaturadas.

Detección de la inflamación

Son las inflamaciones crónicas las que con mayor frecuencia provocan desgarros en las arterias, y existe una forma no invasiva y rápida de detectarlas mediante un análisis de PCR (proteína C reactiva). Los actuales análisis de LDL y colesterol total no son los mejores indicadores de si se producirá o no un ataque al corazón. Mediante un análisis de sangre para medir el nivel de proteína C reactiva, se puede detectar la inflamación crónica que contribuye a las enfermedades de la arteria coronaria y si es muy elevado, hay una inflamación sistémica.

CAPÍTULO 9

MEDICAMENTOS

Los primeros ensayos con fármacos para reducir el colesterol en la década de 1960 fueron decepcionantes.

Clofibrato

Según la Organización Mundial de la Salud (OMS), el medicamento clofibrato es un reductor del colesterol, efectivamente, y puede limitar la incidencia de enfermedades del corazón, pero la tasa de mortalidad por enfermedades del corazón se mantuvo igual, y la tasa de mortalidad total aumentó. En otras palabras, las personas que tomaron el medicamento tenían más probabilidades de morir antes que las personas que no lo hicieron. Es también significativo que el clofibrato aumenta las enfermedades del hígado, de la vesícula biliar y las patologías intestinales. En total, la mortalidad aumentó en un 20 % en un estudio.

Otro fibrato llamado **gemfibrozilo** redujo el riesgo de ataques al corazón en un 32 %, pero no tuvo ningún efecto sobre la mortalidad total. Como efectos secundarios están dolor, sensibilidad o debilidad en los músculos, visión borrosa, cáncer, enfermedad de la vesícula biliar y dolores abdominales que pueden culminar en una apendicectomía.

Lo que parece cierto es que la hormona **D-Tiroxina** y los **estrógenos** aumentan el riesgo de enfermedades del corazón en los hombres.

El **ácido nicotínico**, una vitamina del grupo B, no tuvo ningún efecto sobre la mortalidad total durante un control de cinco años, aunque cuatro años después de que los pacientes dejaran la medicación, el grupo tratado tenía un 11 % menos de muertes. Entre los posibles efectos secundarios están los sofocos y en algunos casos toxicidad hepática.

Estatinas

Son medicamentos desarrollados para inhibir a la enzima HMGCoA reductasa y, por lo tanto, disminuir la síntesis del colesterol (colesterogénesis hepática) y correlativamente la hipercolesterolemia. En la familia de las estatinas se encuentran la fluvastatina, la lovastatina, la pravastatina, la simvastatina y otras que están en desarrollo.

En España, el 22 % de sus habitantes consume o ha consumido estatinas u otros medicamentos para reducir el colesterol. Datos igualmente clarificantes son que el 34 % de estas personas lo hacen teniendo un colesterol inferior a 240 mg/dl o incluso que el 8 % de quienes están tomando medicamentos tienen niveles de colesterol por debajo de 200 mg/dl. La justificación es la prevención secundaria de eventos coronarios, y más recientemente, la prevención de accidentes cerebrovasculares.

Efectos secundarios

Como efectos secundarios conocidos o comprobados por la evidencia se detectan los trastornos gastrointestinales (dolor abdominal, náuseas, dispepsia), que se corrigen con la administración de otro fármaco, el omeprazol. También hay cefaleas, mareos y trastornos del sistema músculo-esquelético (miopatías, dolor del pecho —no cardíaco—, debilidad muscular generalizada).

También se han identificado otros problemas: aumento en los niveles de creatinquinasa (CPK); fallo renal secundario a rabdomiolisis; incremento de la actividad de las transaminasas y... aumento de los casos de ictus hemorrágico. Es por ello que Davey-Smith y Pekkanen pidieron en 1992, una moratoria en el uso de los medicamentos destinados a disminuir el colesterol sanguíneo. Petición que tuvo su respuesta con un aumento de las presiones para medicar.

Un estudio denominado Expanded Clinical para la evaluación de las estatinas admitió que el grupo que tomaba estatinas tenía más posibilidades de morir que quienes no las tomaban en un período no superior a 10 años.

¿Cómo funcionan las estatinas?

Según informan, actúan sobre el ácido mevalónico, uno de los precursores del colesterol, pero no el único. Gracias a este metabolito se generan también las hormonas esteroideas, los ácidos biliares, la ubiquinona y otros compuestos esenciales. Su disminución o bloqueo ocasiona los efectos secundarios.

Coenzima Q10 o ubiquinona

La inhibición de la HMGCoA reductasa por las estatinas interfiere con la síntesis de colesterol, pero también lo hace con la de sus precursores, entre ellos el farnesil, un metabolito crucial en la vía metabólica que conduce a la formación de la coenzima Q10 o ubiquinona.

Esta molécula ubicua desempeña un rol crucial en la producción de energía celular, siendo un eslabón intermedio en la vía metabólica conocida como «la cadena respiratoria». Situada entre las flavoproteínas y los citocromos, la coenzima Q10 logra que electrones del hidrógeno sean transportados a lo largo de la cadena, permitiendo que se produzca la formación del ATP, la molécula que da origen a la energía celular. Ahora ya parece admitido que **las estatinas disminuyen los niveles de CoQ10,** pues bloquea la vía relacionada con la producción de colesterol –la misma vía que produce Q10–. Las estatinas también reducen el colesterol en la sangre que transporta CoQ10 y otros antioxidantes solubles en grasa.

La pérdida de CoQ10 y la del ATP conlleva a la pérdida de energía celular y al incremento de radicales libres, los cuales, a su vez, pueden dañar el ADN mitocondrial.

A medida que el cuerpo sufre más y más pérdida de CoQ10, hay fatiga, debilidad muscular, dolor, y finalmente insuficiencia cardíaca, siendo especialmente intensa después de los 40 años de edad.

También aumentan las posibilidades de aparición de cáncer, ya que las estatinas también eliminan un 25 % de antioxidantes. En 1996 se publicó en el *The Journal of the American Medical Association* un artículo escrito por los doctores Thomas Newman y Stephen Hulley, de la Facultad de Medicina de San Francisco, en el cual se aseguraba que la mayoría de los fármacos que están a la venta provocan cáncer en animales de experimentación que reciben la misma dosis que en la actualidad toman miles de personas.

Para solucionarlo, los laboratorios van a añadir CoQ10 a su medicamento de simvastatina. Finalmente, han admitido el daño.

En un estudio publicado en 2013 se sugiere que la pravastatina puede afectar negativamente a la función cognitiva. Neil Marrion, profesor de Neurociencia de la Escuela de Fisiología y Farmacología de Bristol, en Reino Unido, estudió el efecto de las estatinas pravastatina y atorvostatin en el aprendizaje y la memoria. Los resultados mostraron que la pravastatina afectaba significativamente al rendimiento en las tareas de aprendizaje y memoria simples, aunque el efecto fue del todo reversible una vez finalizado el tratamiento. Los autores concluyeron: «En general, estos resultados apoyan la observación clínica de que las estatinas tienen efectos cognitivos adversos en ciertos pacientes sometidos a un tratamiento a largo plazo. Todas las estatinas que se ha demostrado que afectan potencialmente a la cognición y los prospectos deben llevar esta advertencia».

Y sobre la prevención del ictus hemorrágico, en un nuevo estudio se encontró que las estatinas en realidad aumentan el riesgo de padecer un derrame cerebral en lugar de prevenirlo.

Otros efectos comprobados:

- Pérdida cognitiva
- Neuropatía
- Anemia
- Acidosis
- Fiebres frecuentes
- Cataratas
- Disfunción sexual
- Riesgo de padecer cáncer
- Disfunción pancreática
- Deterioro del sistema inmune
- Disfunción hepática.

El mayor problema es que las estatinas no tienen efectos secundarios inmediatos, y consiguen reducir los niveles de colesterol en 50 puntos o más, con lo que se crea una impresión de beneficio. Lo que no se tiene en cuenta es que los efectos secundarios llegarán más adelante, aunque no se relacionarán con el consumo de las estatinas. Se piensa que, si ayer no hizo daño, hoy tampoco.

Los riesgos en la salud, además, son magnificados por una serie de factores, como:

- Las interacciones con otros medicamentos que aumentan la potencia de las estatinas
- El síndrome metabólico
- Enfermedad de la tiroides
- Otras mutaciones genéticas relacionadas con la disfunción mitocondrial.

Hay que destacar que el consumo de estatinas está relacionado con tasas más altas de problemas mitocondriales.

La enzima principal que controla la producción de colesterol es la HMG CoA reductasa, al producir un compuesto llamado mevalonato, que será utilizado por la célula para producir el colesterol, pero que también se puede usar para activar una enzima llamada Rho. Las estatinas, además, generan un bloqueo de la síntesis hepática del colesterol.

REACCIONES ADVERSAS A LAS ESTATINAS		
Sistema implicado	Control mundial aceptado	Tipo de reacción
Trastornos gastrointestinales	Frecuentes	Estreñimiento, diarrea, flatulencia, náuseas, dispepsia
	Poco frecuentes	Anorexia, vómitos
	Raros	Hepatitis, ictericia colestática
	Muy raros	Insuficiencia hepática
Trastornos del sistema nervioso	Frecuentes	Dolor de cabeza, mareo, parestesias, hipoestesia
	Poco frecuentes	Neuropatía periférica
	Muy raros	Disgeusia
Piel y anexos	Frecuentes	Erupción cutánea, prurito
	Poco frecuentes	Urticaria
	Muy raros	Edema angioneurótico, erupción ampollosa (incluyendo eritema multiforme, síndrome de Johnson y necrólisis epidérmica tóxica)

Trastornos musculoesqueléticos	Frecuentes	Mialgias, artralgias
	Poco frecuentes	Miopatía
	Raros	Miositis, rabdomiolitis, calambres musculares
	Muy raros	Rotura tendinosa
Trastornos endocrinos	Poco frecuentes	Alopecia, hiperglucemia, pancreatitis
Psiquiátricos	Frecuentes	Insomnio
	Poco frecuentes	Amnesia
Trastornos generales	Frecuentes	Astenia, dolor torácico, dolor de espalda, edema periférico, fatiga
	Poco frecuentes	Malestar, aumento de peso
Varios	Frecuentes	Reacciones alérgicas
	Poco frecuentes	Trombocitopenia, acúfenos, impotencia
	Muy raros	Alteraciones visuales o auditivas, ginecomastia, anafilaxia

Si después de leer y evaluar estos síntomas y signos evidentes de daño orgánico, decide seguir tomando estatinas para prevenir enfermedades que seguramente nunca tendrán o que tienen solución con medidas no agresivas, indudablemente es un fiel creyente en la medicina química.

Colestiramina

Este medicamento tiene la capacidad de fijar los ácidos biliares e inhibir su absorción intestinal, interrumpiendo su ciclo enterohepático, provocando un incremento de síntesis de los ácidos biliares en el hígado a partir del colesterol plasmático. La consecuencia es que reduce el colesterol al unirse a los ácidos biliares, causando que el organismo utilice su reserva de colesterol para producir más ácidos. Pero también puede ocurrir que el cuerpo utilice las reservas de mevalonato (el metabolito intermedio para producir colesterol) para crear más colesterol. También –y aunque nadie lo ha probado directamente– es casi seguro que existe un menor nivel de activación de Rho.

Los efectos secundarios reconocidos son:

— Estreñimiento
— Distensión abdominal
— Dolor de estómago
— Gases
— Malestar estomacal
— Vómitos
— Diarrea
— Pérdida del apetito
— Acidez estomacal
— Indigestión.

Steinberg sostiene que, debido a que la relación entre la reducción del colesterol y la reducción de las enfermedades del corazón es ligeramente superior con estatinas, es probable que la mayor parte de la disminución de las enfermedades del corazón por las estatinas se deba a la reducción del colesterol. Esto supone que todos los medicamentos anteriores sólo reducen el colesterol, pero no la incidencia de enfermedades cardíacas.

Irónicamente, lo que las estatinas en realidad nos han enseñado es que la activación de Rho y la inhibición de la sintetasa del óxido nítrico tal vez hayan causado décadas de confusión en la investigación sobre el colesterol. A partir de estudios epidemiológicos elaborados por las empresas relacionadas, se ha logrado confundir a los especialistas al no diferenciar el efecto reductor del colesterol de las estatinas de sus efectos «pleiotrópicos» o evolutivos. En lugar de probar la hipótesis de los lípidos, las estatinas arrojan dudas sobre gran parte del apoyo que había ganado previamente.

Para probar la hipótesis, los investigadores tendrían que establecer una base científica que muestre el mecanismo por el cual el colesterol causa enfermedades del corazón y que el uso de fármacos anticolesterol demuestre que reducen el riesgo de esta enfermedad.

Óxido nítrico

Cuando se emplea una estatina, se produce una fuerte inhibición de la sintasa de óxido nítrico, la enzima que produce óxido nítrico. El óxido nítrico es un gas que protege contra la enfermedad del corazón en cada nivel –aumenta el flujo de sangre y dilata los vasos, disminuye la adhesión de las células blancas de la sangre a la pared del vaso, inhibe la migración de células de músculo liso en el sitio de una lesión aterosclerótica y reduce la formación de coágulos de sangre–. Así que cuando la proteína Rho se excita, el óxido nítrico se inhibe, y comienza la aterosclerosis. No tiene nada que ver, aparentemente, con el colesterol, pero ahora veremos que no es así.

La inflamación, por ejemplo, estimula la HMG CoA reductasa, pero inhibe la escualeno sintasa. Esto provoca un aumento moderado de los niveles de colesterol y un gran incremento en la activación de Rho. Por lo tanto, es posible una correlación indirecta entre los niveles de colesterol y la enfermedad cardíaca en la población, ya que se correlacionan con la inflamación. Ésta es una de las razones para la gran aceptación de las estatinas, las cuales inhiben la HMG CoA reductasa. Al hacerlo, reducen los niveles de colesterol y la activación de Rho, al mismo tiempo, ya que reducen ambos por el mismo mecanismo.

Papel de los antioxidantes

¿Qué pasa si el nivel de LDL es alto y el de antioxidantes también lo es? Un estudio efectuado en 2005 demostró que el resveratrol tenía un efecto favorable contra los efectos negativos de la alimentación masiva en colesterol, aunque sin tener ningún efecto sobre el nivel del colesterol total.

Así que ¿por qué no concluir que el alto nivel de azúcar en sangre, los radicales libres, la carencia de antioxidantes, el hipotiroidismo subclínico y el estrés pueden causar enfermedades del corazón?

Ciertamente no es el colesterol el principal culpable, pues con toda probabilidad aumenta su concentración para protegernos.

CAPÍTULO 10

Beneficios de tener el colesterol alto

La mayoría de las personas «sabe» que el colesterol alto es algo que hay que temer, y que lo más importante que debemos hacer para evitar un ataque al corazón es bajar el colesterol tanto como sea posible. Pero ¿sabía usted que el colesterol alto protege contra las enfermedades infecciosas, y que muy probablemente está asociado con la longevidad?

Miles de personas mayores con el colesterol alto viven más tiempo. Esta declaración parece tan increíble que se necesita mucho tiempo para cambiar la mentalidad de las personas y los médicos.

En ciertos aspectos el colesterol bajo es peor que el colesterol alto. Hace quince años los investigadores estadounidenses encontraron que el colesterol bajo predice un mayor riesgo de morir por enfermedades del estómago, los intestinos y los pulmones. La mayoría de estas enfermedades son infecciosas. Por lo tanto, una pregunta relevante es si es la infección lo que reduce el colesterol o el colesterol bajo es lo que predispone a las enfermedades infecciosas.

Para responder a esa pregunta los investigadores siguieron a más de 100.000 personas sanas en el área de San Francisco durante quince años. Al final del estudio se observó que las que tenían el colesterol bajo al inicio del estudio habían ingresado con más frecuencia en el hospital a causa de una enfermedad infecciosa. Este hallazgo no se puede explicar con el argumento de que la infección había sido provocada por el colesterol bajo, porque ¿cómo podría el colesterol bajo, registrado cuando estas personas no tenían evidencia de infección, causar una enfermedad que aún no habían encontrado? ¿No es mucho más probable que el colesterol bajo, de alguna manera, los hiciera más vulnerables a la infección?

Colesterol bajo y VIH (inmunodeficiencia humana) y sida (inmunodeficiencia adquirida)

Los hombres jóvenes, promiscuos, con una enfermedad de transmisión sexual o del hígado, corren un riesgo mucho mayor de infectarse con el virus del VIH que otras personas. Esto fue lo que un grupo de investigadores de Minnesota encontró siguiendo a estas personas durante varios años. Los que tenían colesterol bajo al inicio del estudio tenían el doble de probabilidades de un resultado positivo para el VIH, en comparación con los que tenían el colesterol más alto.

Resultados similares de otro estudio de más de 300.000 hombres jóvenes y de mediana edad. Después de dieciséis años, en el grupo de bajo colesterol, habían muerto cuatro veces más personas de sida que el grupo con el colesterol alto.

El beneficio del colesterol alto también aparece a partir de estudios en niños con el síndrome de Smith-Lemli-Opitz. Nacen con el colesterol muy bajo debido a una enzima que es necesaria para la síntesis del colesterol. La mayoría de los niños con este síndrome nacen muertos o mueren muy pronto a causa de graves malformaciones en el cerebro. Los que sobreviven son imbéciles o autistas, y sufren infecciones frecuentes y severas. Sin embargo, si se les da colesterol o huevos extras en su dieta, su colesterol aumenta, sus infecciones se vuelven menos graves y menos frecuentes, y su comportamiento autista y agresivo mejora.

Las lipoproteínas

Una de las muchas razones para no referirnos al LDL como malo es que las lipoproteínas tienen varias funciones importantes, entre ellas controlar a los microorganismos y sus productos tóxicos.

Staphylococcus aureus, por ejemplo, produce una α-toxina promotora de enfermedades. Es capaz de destruir todos los tipos de células humanas, incluyendo las células rojas de la sangre. Por ejemplo, si se añaden pequeñas cantidades de la toxina a un tubo de ensayo con las células rojas de la sangre disueltas en agua salada, la sangre es hemolizada, es decir, las membranas de los glóbulos rojos se rompen y la hemoglobina sale desde el interior de las células al disolvente. El Dr. Bhakdi y su equipo aislaron la α-toxina y la purificaron con suero humano (el líquido en el que residen las células de la sangre) y el efecto tóxico casi desapareció. Por diversos métodos identificaron la sustancia protectora en el suero humano como LDL, el colesterol «malo». Esa α-toxina mezclada con LDL humano no causó daño.

El Dr. Willy Flegel y sus compañeros de trabajo en la Universidad de Heidelberg en Alemania estudiaron toxinas bacterianas de otra manera. Como se ha mencionado anteriormente, uno de los efectos de las toxinas bacterianas es que estimulan a las células blancas de la sangre a producir citoquinas, hormonas que inician los procesos inflamatorios. Los investigadores alemanes encontraron que este efecto desaparecía casi por completo si la toxina se mezclaba con LDL purificado, antes de que se añadieran las células blancas de la sangre. Obviamente, el LDL fue capaz de neutralizar las toxinas bacterianas.

Cualquiera de las funciones desempeñadas por la lipoproteína LDL es compartida por el HDL. Esto no debería ser demasiado sorprendente teniendo en cuenta que el colesterol HDL alto se asocia con la salud cardiovascular y la longevidad. Pero hay más.

Los triglicéridos, moléculas que constan de tres ácidos grasos unidos a una molécula llamada glicerol, son insolubles en agua y, por lo tanto, son transportados a través de la sangre dentro de las lipoproteínas, como el colesterol. Todas las lipoproteínas transportan triglicéridos, pero la mayoría de ellos son llevados por las VLDL, la lipoproteína más grande en nuestra sangre.

Durante muchos años se ha sabido que los pacientes que sufren sepsis, una condición que amenaza la vida causada por el crecimiento de bacterias en la sangre, tienen altos niveles de triglicéridos. Los síntomas graves de sepsis son debidos a las toxinas bacterianas, más a menudo producidas por las bacterias intestinales, pero hay otros datos interesantes. Las soluciones ricas en triglicéridos también son capaces de proteger a los animales experimentales de los efectos peligrosos de las toxinas bacterianas, lo que significa que el alto nivel de triglicéridos visto en la sepsis no es una cosa mala, pues es una respuesta normal a la infección. Por lo general, la sepsis bacteriana proviene de los intestinos. Por lo tanto, es una suerte que la sangre sea especialmente rica en triglicéridos.

Experimentos con animales

Los sistemas inmunológicos de diversos mamíferos, incluidos los seres humanos, tienen muchas similitudes. Por lo tanto, es interesante ver lo que los experimentos con ratas y ratones pueden decirnos. El profesor Kenneth Feingold y su grupo de la Universidad de California han publicado algunos estudios interesantes. En uno de ellos, cuando redujeron el colesterol LDL en ratas mediante medicamentos, el resultado es que murieron mucho más fácilmente después de una inyección de toxinas bacterianas. La alta mortalidad no fue debida al fármaco para reducir el colesterol, ya que, cuando se dio a los animales una inyección de lipoproteínas humanas justo antes del experimento, sobrevivieron 10.

En otro experimento, investigadores de los Países Bajos inyectaron bacterias o sus toxinas en ratones normales y en ratones con colesterol alto. Todos los ratones normales murieron, y los que tenían el colesterol alto sobrevivieron.

El colesterol elevado protege contra las alergias

Los niños con problemas alérgicos, como el asma y la fiebre del heno, tienen el colesterol más bajo que los niños sanos. Como las enfermedades alérgicas se han hecho más comunes y siguen aumentando en el mundo occidental, es tentador sugerir que la causa es el aumento del consumo de los aceites vegetales poliinsaturados del tipo omega 6, porque estos aceites son conocidos por estimular procesos inflamatorios y alergias. Pero hay espacio para otra explicación, sin olvidar el efecto pernicioso que ocasionan las vacunas aplicadas en la infancia. En Hospital de la alergia en Helsinki (Finlandia), la Dra. Maria Pesonen y sus compañeros de trabajo controlaron a 200 niños desde su nacimiento hasta los 20 años. Encontraron que los niños con trastornos alérgicos tenían bajo el colesterol total y el LDL. La diferencia era evidente, y eso que todos fueron amamantados. Por lo tanto, la diferencia no puede explicarse por sus hábitos dietéticos. Los investigadores no tenían explicación para estas diferencias, pero si las lipoproteínas son capaces de unirse con productos microbianos, no parece demasiado inverosímil suponer que se pueden unir a otras moléculas, como por ejemplo los alérgenos, las moléculas que comienzan las reacciones alérgicas.

¿Es la hipercolesterolemia familiar una enfermedad?

«Cuanto más LDL hay en la sangre, más rápidamente se desarrolla la aterosclerosis».

Ésta fue la principal conclusión de los premios nóbel, Joseph Goldstein y Michael Brown. Descubrieron que las células de personas con hipercolesterolemia familiar tenían dificultades para utilizar el colesterol de la sangre debido a un defecto en el receptor de LDL, el mecanismo que transporta estas moléculas vitales en las células. Ésta es la razón por la cual el colesterol es mucho más alto de lo normal en estas personas, y algunas de ellas mueren a temprana edad por enfermedades del corazón. Por lo tanto, no era demasiado inverosímil para Goldstein y Brown llegar a esa conclusión, y también asumir que era aplicable al resto de la humanidad. Ellos recibieron el premio Nobel en 1985 por su descubrimiento, y muchos otros investigadores compartieron su punto de vista.

Su descubrimiento es ciertamente interesante, resultado del trabajo científico cuidadoso, pero mucho me temo, tal y como estamos viendo en este libro, que la conclusión que sacaron fue demasiado apresurada. De hecho, hay beneficios asociados a esta enfermedad, por lo que me refiero deliberadamente a los individuos con hipercolesterolemia familiar como personas, no como pacientes. Lo que es aún más sorprendente es que la razón por la cual algunos de ellos mueren a una edad temprana por enfermedades del corazón no es por su colesterol alto, sino por otra causa.

En Inglaterra, Simon Broome ha seguido casi a 3.000 personas con hipercolesterolemia familiar durante muchos años. En el control más reciente se encontró que 102 de ellas, o el 3,6 %, habían muerto de un ataque al corazón. Mediante el análisis de la mortalidad de la misma edad en la población inglesa, calcularon que el número esperado debería haber sido 40, o 1,4 %. Por otro lado, otros habían muerto por otras causas, 112 contra el número esperado 193, o 4 % contra 6,8 %. Por ejemplo, la mitad había muerto de cáncer. Si se comparan las cifras, veremos que las personas con hipercolesterolemia familiar viven al menos tanto como otras personas, si no más. Unos pocos mueren de enfermedades del corazón, pero menos de cáncer y otras enfermedades. En comparación, algunos vegetarianos mueren de enfermedades del corazón, pero eso no quiere decir que ser vegetariano sea malo para el corazón.

Los autores del informe científico subrayaron que los participantes en el estudio fueron admitidos debido a que todos ellos tenían parientes cercanos que habían muerto a una edad temprana. El examen de colesterol a menudo identifica a las personas de edad con hipercolesterolemia familiar, junto con aquellos que no tienen este tipo de parientes. Se llegó a la conclusión de que si solamente se hubiera estudiado a personas con hipercolesterolemia familiar, su mortalidad habría sido aún más baja.

En Finlandia, el profesor Tatu Miettinen y la Dra. Helena Gylling, estudiaron a unos cien individuos con hipercolesterolemia familiar. Catorce y diecisiete años más tarde, 30 habían muerto, 26 a causa de un ataque al corazón y 4 de otras causas. En promedio, el colesterol LDL inicial fue el mismo entre los que habían muerto y los que todavía estaban vivos. Si el colesterol LDL alto fue la causa más importante de la aterosclerosis y las enfermedades del corazón, como postularon los ganadores del premio Nobel Goldstein y Brown, entonces deberíamos haber esperado una cifra más alta de colesterol en los que murieron, pero ése no fue el caso. Muchos otros investigadores han confirmado los resultados de Finlandia.

Otra observación conflictiva es el hecho de que las personas con hipercolesterolemia familiar tienen arterias cerebrales normales, a pesar de que la sangre sea rica en colesterol.

Un eslabón perdido

Las aberraciones genéticas en personas con hipercolesterolemia familiar son más complicadas de lo que Brown y Goldstein asumieron. Por ejemplo, en un estudio de 2.400 personas, la Dra. Angelique Jansen encontró que las variaciones del gen de la protrombina estaban asociadas a un aumento del riesgo de enfermedades del corazón en estas personas. La protrombina es una sustancia necesaria para la coagulación de la sangre, y un gen de la protrombina anormal puede conducir a la producción de un exceso de esta sustancia. El resultado es una mayor tendencia a la coagulación y la formación de coágulos. Por lo tanto, algunos individuos con hipercolesterolemia familiar pueden formar coágulos arteriales más fácilmente que otras personas, no a causa de su colesterol alto, sino debido a un sistema de coagulación anormal.

Los pacientes cardíacos con hipercolesterolemia familiar más a menudo tienen altas concentraciones de fibrinógeno y el factor VIII en su sangre que las personas sanas. También estas sustancias participan en el proceso de coagulación, y una cifra alta puede estimular la formación de coágulos. Y de nuevo, mientras que los pacientes con cardiopatías tenían concentraciones mucho más elevadas de fibrinógeno y factor VIII, su colesterol total y LDL no diferían de los medidos en personas sanas con hipercolesterolemia familiar.

En épocas anteriores, las personas con hipercolesterolemia familiar vivían más tiempo que otras personas. Quizá sea porque no tomaban estatinas. Investigadores holandeses siguieron a los antepasados de las personas con hipercolesterolemia familiar e identificaron a 412 individuos con una probabilidad del 50 % de tener esta anomalía genética. También buscaron registros oficiales de muertes y encontraron que la longevidad de las personas con antecedentes familiares de esta aberración genética no era más baja antes del año 1900; de hecho, en promedio, vivían más que otras personas. Como la causa más común de muerte en ese momento era las enfermedades infecciosas, los autores sugieren que el colesterol alto protege contra las infecciones, incluido el aumento de la longevidad, un corazón saludable, un sistema inmune más fuerte y niveles más altos de vitamina D.

Conclusiones:

1. Las personas con niveles altos de colesterol tienden a vivir más tiempo.
2. Casi todos los estudios han encontrado que el colesterol alto no es un factor de riesgo para las mujeres.
3. Los niveles totales de colesterol por debajo de 200 conducen a la inestabilidad emocional, bajo autocontrol, agresión, violencia y tendencia al suicidio, según afirma el profesor David Horrobin, de la Universidad de Oxford.
4. La grasa en la placa arterial (aterosclerosis) no es causada por los alimentos grasos. La dieta aporta sólo el 15 % del colesterol total del cuerpo y el 85 % es fabricado por el propio organismo.
6. La placa en las arterias es causada, en parte, por los bajos niveles de luz solar y de vitamina D. Ante la falta de vitamina D, los macrófa-

gos (células blancas) en la sangre tienden a comer colesterol en exceso, haciendo que se obstruyan. Entonces se convierten en lo que los científicos llaman «células espumosas», que son uno de los primeros marcadores de la aterosclerosis (acumulación de placa grasa). Los niveles más altos de vitamina D inhiben la absorción de colesterol por los macrófagos, reduciendo así la acumulación de placa grasa en las arterias.

7. El cuerpo considera que el colesterol es una sustancia deseable y, por lo tanto, recicla aproximadamente el 50 % del colesterol a partir de fluidos biliares que pasan a través del intestino delgado para ser reabsorbido en el torrente sanguíneo.

8. Las paredes vasculares pueden llegar a estar debilitadas o frágiles, y por lo tanto susceptibles a la formación de grietas y fugas si el cuerpo es deficiente en el espectro completo de más de 70 minerales necesarios para una salud óptima. Cuando las venas se agrietan, el cuerpo envía el colesterol a ese lugar para taponar la fuga. La acumulación de colesterol puede indicar un desequilibrio mineral a partir de:

   – La ingesta de suplementos de minerales no orgánicos.
   – Consumir alimentos deficientes en minerales debido a la falta de minerales en los suelos agrícolas o al uso de fertilizantes químicos y herbicidas durante el proceso de crecimiento (que inhiben la absorción de minerales por las plantas).
   – Consumir alimentos y bebidas que agotan las reservas de minerales (café, azúcar, bebidas energéticas, la terapia de quelación, agua destilada, etc.).

Repasemos los beneficios del colesterol:

1. Construye y mantiene las membranas celulares sanas. Repara las células dañadas, siendo la razón por la cual los niveles de colesterol de forma natural se elevan a medida que envejecemos y son beneficiosos para las personas mayores. Las mujeres con un nivel más alto de colesterol en realidad viven más tiempo.

2. La leche materna es rica en colesterol y contiene una enzima especial para el bebé para utilizarla correctamente. Los bebés y los niños necesitan colesterol para el crecimiento y desarrollo del cerebro, el sistema nervioso y la función inmune.

3. Mejora la señalización celular en apoyo de las células T, células B y otras funciones inmunitarias.

4. La vaina de mielina, alta en colesterol, proporciona aislamiento para la conducción más eficiente de los impulsos nerviosos.

5. El hígado vierte el colesterol a la bilis como ayudante en la absorción intestinal de las grasas, así como de las vitaminas A, D, E y K (vitaminas solubles en grasa). Las sales biliares producidas por el hígado requieren colesterol.

6. El colesterol es una molécula precursora para la fabricación de la vitamina D, fundamental para todos los sistemas del cuerpo, incluyendo los huesos, los nervios, el crecimiento adecuado, el metabolismo mineral, el tono muscular, la producción de insulina, la fertilidad y la inmunidad.

7. El colesterol es una molécula precursora para la fabricación de las hormonas esteroides, cortisol y aldosterona. También para la progesterona y DHEA, la hormona de la eterna juventud. Estas hormonas también tienen un efecto protector contra las enfermedades cardíacas y el cáncer. Se la considera una molécula precursora para la fabricación de hormonas sexuales, estrógenos y testosterona, así como sus derivados, contribuyendo así al equilibrio emocional y físico.

8. El colesterol también puede actuar como un antioxidante.

9. Los niveles altos de colesterol, tal y como demostraron el profesor David R. Jacobs y el Dr. Carlos Iribarren, reducen la vulnerabilidad a las infecciones, enfermedades intestinales y enfermedades respiratorias. El colesterol es necesario para el buen funcionamiento de los intestinos y el mantenimiento de la integridad de la pared intestinal. Las dietas bajas en colesterol pueden conducir al síndrome de intestino permeable y otros problemas digestivos.

10. Los niveles altos de colesterol contribuyen a la longevidad. En un estudio realizado por el Dr. Harlan Krumholz, del Departamento de Medicina Cardiovascular de la Universidad de Yale, en 1994, se concluyó que las personas mayores con niveles altos de colesterol murieron un 50% menos de un ataque al corazón que las personas de edad con el colesterol bajo.

11. El 90% de todas las enfermedades cardiovasculares se produce desde los 60 años. Por lo tanto, teóricamente, con niveles de colesterol más altos entre todas las personas de edad avanzada, la enfermedad cardiovascular podría reducirse en un asombroso 45%.

12. El colesterol es vital para el buen funcionamiento del cerebro y es utilizado por los receptores de serotonina, la sustancia que produce el cuerpo para que nos sintamos bien. No es extraño que cuando bajan los niveles de colesterol, aumentan las tendencias agresivas y violentas, la depresión y el suicidio.

¿Cuáles son los niveles saludables de colesterol en sangre?

Los niveles de colesterol entre 200-240 mg/dl se consideran normales y deseables. Números aún mayores en las mujeres mayores se consideran óptimos y están asociados con la longevidad.

Los investigadores señalaron que muchas de las muertes por enfermedades no cardíacas en el grupo de tratamiento fueron los accidentes, suicidios y un caso de homicidio. Obviamente, dijeron, el medicamento no podía haber causado estas muertes. Según Ravnskov, sin embargo, esto no es tan evidente. No sólo se ha demostrado que las investigaciones posteriores sobre los medicamentos reductores del colesterol dañaban el rendimiento mental, sino que muchos de los efectos secundarios registrados en el estudio eran problemas neurológicos.

Dado que el colesterol es esencial para el cerebro y el sistema nervioso, entonces es muy posible que los medicamentos para reducir el colesterol aumenten el riesgo de accidentes y el suicidio por la disminución del tiempo de reacción, el aumento de la agresividad, y arruinar el estado de ánimo. Sin lugar a dudas, pueden destruir la memoria.

Algunos de los primeros ensayos, incluso aumentaron el riesgo de electroforesis (separación de moléculas) en el corazón, y otros fueron casi seguro manipulados para producir resultados favorables.

La nueva generación de estatinas, sin embargo, ha producido una euforia sin fin y los médicos confían ciegamente en ellas. Les han convencido de que su poder para reducir sistemáticamente la enfermedad cardíaca y la mortalidad total es altísimo, tanto como las decenas de miles de millones de dólares de ingresos por su venta.

CAPÍTULO 11

RIESGOS DE BAJAR EL COLESTEROL

Cuando su médico vea sus cifras de colesterol muy bajo –150,180– seguramente le felicitará, pero quizá debería preocuparse ahora más seriamente por su salud. El colesterol bajo no es indicativo de un buen estado de salud, tal y como la medicina convencional afirma. De hecho, según ciertos investigadores, ese colesterol bajo puede ser francamente un riesgo serio e incluso mortal, sobre todo cuanto más envejecemos.

El colesterol no es sólo un nutriente natural en la comida, sino que es tan esencial como el resto de los nutrientes y se requiere para nuestra propia supervivencia natural. También es un componente crítico del cerebro, para la síntesis de la vitamina D y hormonas como el cortisol y la testosterona.

Es fácil entender, entonces, que si los niveles de colesterol en sangre están demasiado bajos, podría estar en peligro la salud. Hay unas cantidades mínimas de colesterol que deben estar presentes para sobrevivir. Según la OMS, se necesitan 300 mg de colesterol en la dieta diariamente.

Según el Dr. John Briffa MD, los niveles bajos de colesterol están asociados con un riesgo mayor de padecer cáncer, ictus hemorrágico, y ahora incluso un riesgo global más alto de mortalidad.

La relación entre un riesgo de muerte más alto y el colesterol bajo se publicó en mayo de 2012 en el *Periódico Mundial Científico*. Los resultados del estudio epidemiológico examinaron la relación entre la mortalidad global y el colesterol bajo en los individuos de entre 60-85 años durante un período de 12 años. El análisis reveló que cuando el colesterol total baja de 200 mg/dl estaba asociado con un 24 % más de riesgo de mortalidad. Es más, cuando el nivel baja de 170 mg/dl, el riesgo de muerte aumenta un 60 %. El estudio epidemiológico indica que el colesterol bajo y el riesgo más alto de muerte no es casual. Algo más pretenciosamente, este estudio insiste en demostrar que el colesterol alto está asociado con una vida más larga.

Dudas

¿Los alimentos como la mantequilla, las cremas, las yemas del huevo y el paté, que son altos en colesterol natural (opuesto al colesterol oxidado peligroso en las comidas procesadas), realmente deben ser temidos? ¿Los alimentos integrales son en realidad saludables si están exentos de colesterol? Mucho me temo que muchos mitos están empezando a caerse, al menos si tenemos en cuenta el aumento de las enfermedades del corazón a pesar de las estatinas y la dieta ecológica.

De nuevo, hay que buscar la solución en otro sitio.

Ya vimos que la «paradoja francesa» describe el fenómeno de la baja incidencia de cardiopatías en Francia a pesar de una dieta rica en grasas saturadas. Bien, parece que esta paradoja no se limita a Francia, y está viva en otros países como el Reino Unido, Alemania, Austria, Finlandia, Bélgica, Islandia, Países Bajos y Suiza. En otros términos, no es en absoluto una paradoja. Es sólo una paradoja si uno cree que la enfermedad del corazón está causada por las grasas saturadas.

Ahora bien, si entendemos el otro lado de la historia del colesterol bajo, alguien querrá hartarse de mantequilla. Tampoco es correcto, pero si usted tiene fatiga crónica, enfermedades frecuentes y mareos, y aún se empeña en mantener su colesterol muy bajo, debería buscar otra opinión mejor que la de su médico.

Presión arterial y colesterol

Hay un síntoma ligado al colesterol bajo controlado por las estatinas, que es la hipotensión postural, una sensación de mareo que se da cuando el enfermo se pone en pie rápidamente. Por lo general, indica que la presión arterial de esa persona está baja, y cae aún más en reposo (100/70 mmHg).

La mayoría de los médicos cuando ven una presión arterial baja a menudo creen que esto significa que la persona tiene pocas probabilidades de padecer presión arterial elevada. Pero olvidan algo tan elemental como que se requiere un aumento de la presión en la sangre para que ésta llegue a todos los órganos y tejidos, incluyendo el cerebro. Si la presión arterial es demasiado baja, los órganos vitales pueden tener déficit de oxígeno y nutrientes y, por lo tanto, no funcionarán de manera óptima.

Todo en el cuerpo, ya sea por la presión arterial, los niveles de sodio o de la temperatura, tiene un «rango óptimo». Demasiado de algo es, por definición, un problema, pero por la misma razón, lo que es poco (si la presión arterial es insuficiente, perdemos la conciencia y podemos morir) es muy peligroso. ¿Podría ser igual con el colesterol?

Rango normal de colesterol

Sé que hay una moda entre los miembros de la profesión médica y ciertos científicos que nos insta a tener unos niveles de colesterol cada vez más bajos («menos es mejor»), y dentro de poco ni siquiera los adolescentes estarán bajo el rango de «normal».

Pero ¿esto realmente tiene sentido? El colesterol es, después de todo, un constituyente esencial de varias entidades importantes en el cuerpo, y si los niveles de colesterol en sangre son bajos, ¿podríamos poner en serio peligro nuestra la salud? Mientras que los niveles altos de colesterol están asociados con un mayor riesgo de enfermedades del corazón, los niveles más bajos también están asociados con un mayor riesgo de padecer cáncer, así como un accidente cerebrovascular hemorrágico.

Con el fin de obtener una mejor visión de conjunto de la relación entre cualquiera de estos factores y la salud, tiene sentido evaluar su relación con el riesgo general de muerte, también conocida como la mortalidad global. Las pruebas anteriores han puesto de manifiesto que, si bien los niveles de colesterol altos pueden estar asociados con un aumento de la mortalidad general en los individuos más jóvenes, esta tendencia se invierte con la edad. La importancia de esto es que la mayoría de las personas muere cuando tiene una edad avanzada, y, por lo tanto, la relación que el colesterol tiene con la mortalidad general en las personas mayores es, en general, mucho más relevante e importante que esta relación en los jóvenes.

Algunos afirman que la asociación entre los niveles de colesterol y el mayor riesgo de muerte se debe al hecho de que cuando las personas están enfermas o débiles sus niveles de colesterol tienden a ser bajos. En otras palabras, el aumento del riesgo de muerte se debe a la enfermedad y/o fragilidad asociada con el colesterol bajo, no al colesterol bajo en sí. Habría que reconsiderar este planteamiento.

Para el ajuste de los llamados «factores de confusión», los datos se volvieron a analizar, esta vez después de eliminar a los individuos que tenían peso bajo y a quienes murieron dentro de los 2 años de la prueba. Una vez que se han hecho estos ajustes, la relación entre el colesterol elevado y menor riesgo de mortalidad no fue estadísticamente significativa. Sin embargo, la relación entre los niveles de colesterol y mayor riesgo de muerte se mantuvo (el 36 % de mayor riesgo).

Una vez más, los estudios epidemiológicos de esta naturaleza no nos dicen si la relación entre los niveles de colesterol y la reducción de la supervivencia es «causal». Sin embargo, este tipo de pruebas debe hacerse en diferentes personas según su edad, especialmente en los ancianos, pues se les impulsa a tener unos niveles de colesterol cada vez más bajos.

¿Puede causar cáncer tener el colesterol bajo?

El colesterol es uno de los compuestos orgánicos más vilipendiado, y los médicos nos animan a mantenerlo constantemente a la baja, cada vez con cifras inferiores, por lo que dentro de poco no habrá nadie que sea considerado «sano», en cuanto a cifras del colesterol se refiere. De ahí a medicar a toda la población mundial va un paso.

Pero ya hemos indicado que bajos niveles de colesterol están asociados con mayor riesgo de muerte. Numerosos estudios demuestran que el colesterol bajo se asocia con un mayor riesgo de problemas de salud, incluyendo accidentes cerebrovasculares hemorrágicos y cáncer. Esta última asociación se ha encontrado bastante consistente en los diversos estudios.

Recientemente, el Colegio Americano de Cardiología celebró una reunión científica en la que aportó datos relativos a los niveles de colesterol y el cáncer asociado. La investigación evaluó los niveles de colesterol LDL y el riesgo de padecer cáncer durante un período promedio de casi 19 años, antes de que se estableciera un diagnóstico de cáncer. Los investigadores encontraron que durante el transcurso del estudio (incluso muchos años antes de que se detecte el cáncer), niveles más bajos de LDL se asociaron con mayor riesgo de cáncer. El hecho de que el colesterol bajo y el cáncer estén asociados no significa que los bajos niveles provoquen cáncer.

Algunos científicos han sugerido que la relación es a la inversa, y el resultado es lo que se conoce como «causalidad inversa», es decir, que las condiciones crónicas como el cáncer pueden causar el colesterol reducido, en lugar de al revés. A esto a veces se lo denomina «hipótesis de Iribarren». Sin embargo, la larga duración del estudio antes mencionado y el hecho de que el colesterol bajo aparezca para predecir el riesgo de cáncer muchos años antes de que la enfermedad se manifieste nos lleva a una causalidad inversa.

Un estudio anterior encontró que los individuos con un colesterol sérico bajo mantenido durante un período de 20 años tuvieron la peor perspectiva en términos de riesgo general de muerte. Los autores de este estudio escribieron: «Nuestro análisis actual sugiere que la hipótesis de Iribarren es inverosímil y es poco probable que podamos demostrar los efectos adversos de los bajos niveles de colesterol durante veinte años». En otras palabras, según estos autores, es más probable que el colesterol bajo sea una enfermedad crónica que a la inversa. Si el colesterol bajo aumentara el riesgo de cáncer, ¿cómo podría ser esto? Una explicación podría ser que el colesterol es el bloque de construcción básico de la vitamina D, una sustancia que parece que tiene importantes propiedades anticancerígenas.

Hay otras evidencias que muestran que la reducción de colesterol puede causar cáncer si se combina con dos fármacos reductores del colesterol (simvastatina y ezetimiba) más de cuatro años. El resultado de tres estudios relevantes encontró que esta combinación de fármacos eleva el riesgo de muerte por cáncer hasta un 45 %. Es curioso que este resultado fuera criticado por científicos prominentes acusándoles de oportunistas, y eso que las estadísticas mostraron que eran estadísticamente significativas y, por lo tanto, muy poco probable que se deba a la casualidad.

Así que, de hecho, hay evidencias de que los niveles bajos de colesterol pueden causar cáncer, y que tal vez deberíamos ser cautelosos acerca de mantener los niveles de colesterol a niveles cada vez más bajos.

En el *Diario del Colegio Americano de Cardiólogos* publicado en 2008 y otras asociaciones independientes, encontraron una relación entre el colesterol bajo y el cáncer entre los pacientes con diabetes mellitus tipo 2.

¿Las personas con colesterol alto tienen más probabilidades de tener un ataque al corazón?

De hecho, es cierto que los hombres jóvenes o de mediana edad tienen un riesgo ligeramente mayor de padecer un ataque cardíaco si su nivel de colesterol total es más de 300. Sin embargo, para las mujeres y los hombres de edad avanzada, el colesterol alto está asociado con una vida más larga. Además, los niveles de colesterol justo por debajo de 300 no conllevan un riesgo mayor que los niveles muy bajos de colesterol. La sugerencia de la medicina convencional para tomar estatinas si el colesterol es superior a 180 o 200 es completamente arbitraria y perjudicial a largo plazo.

¿El colesterol y las grasas saturadas en los alimentos como la mantequilla y las yemas de huevo obstruyen las arterias del hígado y provocan ataques cardíacos?

Este mito puede que no tenga ninguna base en la realidad, pues las placas arteriales contienen poco colesterol o grasas saturadas. El 75 % de la placa arterial se compone de grasa insaturada, de las cuales el 50 % es poliinsaturada. Sólo el 25 % restante está saturada. Por otra parte, cuanto mayor es la concentración de grasa poliinsaturada en la placa, lo más probable es la ruptura, una causa principal de ataques cardíacos.

Sabemos que los porcentajes de ataque al corazón en aquellas personas que han evitado las grasas saturadas como la mantequilla, grasas de la carne y yemas de huevo siguen siendo muy elevadas. No hay evidencia de que la grasa saturada y colesterol de los alimentos contribuyan a la enfermedad cardíaca y los médicos deberían comprobar los numerosos estudios que se han efectuado sobre ello.

El Dr. Meyer Texon, un patólogo respetado del New York University Medical Center, observó que acusar a la grasa saturada y el colesterol por el endurecimiento de las arterias es como acusar a los glóbulos blancos de causar la infección, en lugar de ayudar al sistema inmunológico. Sin embargo, esta alimentación rica en carne y grasas saturadas no es adecuada para lograr una buena salud y la opción vegetariana sigue siendo la mejor.

La inflamación, verdadera causa de enfermedad cardíaca

El Dr. Dwight Lundell es un cardiólogo que se hizo popular por atacar las dietas bajas en grasa y los medicamentos para bajar el colesterol para prevenir enfermedades del corazón. Realizó más de 5.000 cirugías a corazón abierto y consideró errónea la limitación de las grasas y los medicamentos para bajar el colesterol, pues eso aumentaba las patologías cardíacas.

Explicó que hay que establecer un nuevo modelo de paradigma que identificase la inflamación como la verdadera causa de las enfermedades del corazón. Insistió en que la convencional dieta baja en grasas y la recomendación de tomar aceites vegetales poliinsaturados como una alternativa más saludable es el mayor culpable de la causa de la inflamación crónica y mortal.

A menos que la inflamación esté presente en el cuerpo, el colesterol es incapaz de acumularse en placas en los vasos sanguíneos, causando ataques cardíacos y accidentes cerebrovasculares. En un cuerpo libre de inflamación, el colesterol se mueve libremente y no causa problemas de salud.

Nota:
Nosotros asumimos que el exceso de colesterol y la alimentación cárnica no determinan decisivamente la aparición de enfermedades cerebrovasculares, pero el cuerpo es mucho más que el colesterol y las arterias, y una alimentación basada en alimentos de la tierra siempre es una buena salvaguarda para la salud. La carne, especialmente de vacuno y cerdo, simplemente nos llevarán a la enfermedad y una muerte prematura.

CAPÍTULO 12

TESTIMONIOS

Uno

«Soy un profesional de la salud y he visto muchas enfermedades atri-buidas al colesterol alto. Tuve una paciente que tuvo un ataque al co-razón y se quedó allí preguntando cómo fue posible porque tomaba aceite de coco todos los días. También he visto a pacientes que toma-ban estatinas, incluso cuando su colesterol no era alto; por si acaso, le dijo el médico. Asimismo hay una gran cantidad de pacientes que son alérgicos a las estatinas. Mi recomendación es que se escuche más al cuerpo que al médico, y si no nos sentimos bien, averiguar por qué. Aunque los médicos nos digan lo contrario, quien mejor conoce a su cuerpo es uno mismo.

No es el colesterol lo que causa las muertes y accidentes cerebrovas-culares. Es lo que el colesterol está tratando de deshacer. Ésta es la causa por la cual el cuerpo produce más de lo mismo. No es el coleste-rol, y probablemente sea la inflamación causada por la totalidad de los alimentos basura que comemos, o por el estrés, o por los pensamientos insanos».

Dos

«Mi médico vio mi análisis y me dijo exactamente lo mismo que hace unos seis años, que las cifras de colesterol eran las más bajas que había visto en su vida, y que por ello no debía preocuparme de tener un ataque al corazón. Me moriría de cualquier cosa, menos de un ataque al corazón. Yo me puse muy contenta, aunque cuando se me declaró una artritis degenerativa progresiva y psoriasis, me puse triste y aturdida.

Acudí a informarme a multitud de sitios y leí que los niños autistas suelen tener el colesterol bajo. Ésta es una señal de advertencia a los demás. Mi hijo de 27 años tiene 130 de colesterol y su doctor le dijo que estaba bien. También sé un poco más de jóvenes que tienen el colesterol bajo. Creo que son los productos lácteos los causantes del desorden sobre el colesterol, incluso los fermentados o sin gluten. Ahora está tomando un buen aceite de pescado.

El cerebro está constituido por colesterol y la proteína *sonic hedgehog,* que está íntimamente involucrada con los ojos, incluso los dientes, se basa principalmente en el colesterol para funcionar. Hay un suplemento llamado "colesterol sónico" que se emplea para que los niños autistas eleven los niveles de colesterol, pues necesitan una gran cantidad de colesterol para estar saludables».

Tres

«A mi marido, a los 62 años, con un colesterol de 183, le recetaron estatinas. Cuatro meses más tarde, tuvo un accidente cerebrovascular hemorrágico. El doctor dijo: «Esto no debería haber ocurrido» (estaba en un nivel de coma de 3 a su llegada, y ya intubado). Sobrevivió milagrosamente. Fue a una visita de seguimiento semanas más tarde y le extrajeron sangre. Una vez en casa, recibí una llamada diciéndome que aumentara la dosis de Zocor (de 40 a 80 mg), una simvastatina. Esa noche lo tomó, y a la mañana siguiente tuvo otra hemorragia que implicó su ingreso en urgencias. A largo plazo se le declaró una ceguera parcial, y las habilidades cognitivas limitadas. Ahora, cuando el doctor me dice que su colesterol es un poco alto, le sonrío y le digo: "bueno, estupendo".

"Si usted sospecha que las estatinas le causan daño, no discuta con su médico, mucho menos si está en un hospital. Allí tienen unos protocolos de obligado cumplimiento. Diga que es alérgico y vivirá tranquilo"».

Cuatro

«Si usted tiene el colesterol alto, seguro que le dirán que puede padecer demencia vascular cognitiva. Después de varios años tratando de averiguar lo que estaba pasando con mi madre, ella fue finalmente diagnosticada cuando tenía 60 años. Los análisis demostraron que tenía un cerebro de unos 80 años de edad. Por supuesto, llevaba tiempo tomando medicinas para su colesterol, pero fue demasiado tarde para olvidarse de tomarlas. Ahora ella está en una residencia de ancianos para la demencia a los 65 años. La mayoría del personal no ha oído hablar de la demencia vascular cognitiva».

Cinco

«Nos han dicho que hay una fuerte predisposición genética al colesterol (o un factor ambiental de cuando eran jóvenes). De cualquier manera, mi marido y sus hermanos están haciendo todo lo posible para solucionarlo, incluyendo una dieta de alimentos saludables, con grasas como el aceite de coco, el aceite de hígado de bacalao, el aceite de oliva virgen, etc.

En la medida en que el colesterol está alto, cuando se trata de problemas de salud que normalmente se atribuyen a eso, debemos saber que no es el colesterol el problema, sino que es la inflamación en los vasos sanguíneos y el colesterol está allí para tratar de resolverlo. Lo que la gente tiene que hacer en su lugar es averiguar qué está causando la inflamación. Podría ser el estrés, el exceso de azúcar y la dieta basura, u otros problemas de salud, pero tomar una estatina para reducir el colesterol no es una buena idea».

Seis

«Durante unas pruebas en las Fuerzas Aéreas, requeridas por la NASA para mi trabajo en la Operación Shuttle Misión espacial, se reveló que tenía 92 de colesterol total. El médico de la NASA dijo que no lo había visto nunca. Me sentí muy bien, y estaba sano como un caballo. Pero al poco tiempo me enteré de los beneficios del colesterol y todos los usos saludables que tiene. Ahora no estoy preocupado por mi colesterol alto, sino por el bajo».

Siete

«He tenido problemas de tiroides desde 1998 y me recetaron hormonas tiroideas. A mis oídos llegó la vitamina D3 y empecé a tomarla. Desde entonces mi depresión estacional es menor y mi tiroides es estable. Los doctores siguen empeñados en que debo tomar estatinas, pues mis lípidos están en 233. En mi opinión, el colesterol bajo puede contribuir a la demencia y el alzhéimer, así como provocar otros problemas».

Ocho

«Mi colesterol es de 346 y ha sido superior a 300 desde que tenía 12 años (ahora tengo 31 años) y los médicos me dijeron que si no conseguía bajarlo al rango normal estaría muerto antes de los 21 años. Así que mis padres se lo creyeron e intentaron bajarlo con estatinas cuando era adolescente, pero finalmente se rindieron cuando cumplí los 20 años y se me declaró tiroiditis o enfermedad de Hashimoto.

Como les preocupaba que estuviera desnutrido, mis padres me daban toda clase de comidas para que tuviera energía, incluso hamburguesas, dulces, y mi colesterol no se veía afectado. Tampoco oscilaba cuando comía una dieta sin grasas.

La gente sigue pensando que cualquier día voy a tener un ataque cardíaco, o un derrame cerebral, pero aquí sigo sin problemas. Ahora comprendo por qué las personas mayores necesitan tener más colesterol; creo que es mi caso. Mi conclusión es que debo tomar antiinflamatorios y no estatinas».

Nueve

«Yo soy una mujer escandinava saludable de 35 años y he estado tomando soja durante toda la vida. Tengo hipotiroidismo y alergias y mis niveles de vitamina D son bajos, quizá porque no tomo el sol. Suelo tener vértigos, pero me desaparecieron cuando empecé a tomar mantequilla uperizada.

Mi colesterol siempre ha sido bajo, pero a los doctores les parece estupendo; además, el HDL suele ser alto. En los últimos 8-10 años, el tipo LDL ha sido bajo, incluso fuera de referencia. Desde que me enamoré de la mantequilla en 2012, a lo que añadí yemas de huevos ecológicos, el colesterol total ha ido siempre bajo. Alguien me debería explicar esto».

CAPÍTULO 13

COLESTEROL BAJO LIGADO A UN MAYOR RIESGO DE MUERTE

El Dr. John Briffa relató este caso acontecido el 12 de octubre de 2012, relativo al colesterol y las estatinas.

«Visité a una paciente esta semana que a veces se siente mareada, sobre todo cuando se pone de pie rápidamente. Este síntoma –denominado "hipotensión postural"–, por lo general indica que la presión arterial de una persona está baja, y cae aún más en reposo. Efectivamente, su presión arterial era baja (100/70 mmHg).

La mayoría de los médicos que ven una presión arterial baja creen que eso indica que la persona no tendrá la presión arterial alta. Yo, personalmente, no tengo ese convencimiento. En primer lugar, se requiere una presión adecuada para que la sangre llegue con fuerza a los órganos y los tejidos, incluyendo el cerebro. Si la presión arterial es demasiado baja, los órganos vitales pueden carecer de oxígeno y nutrientes suficientes, y por lo tanto no funcionan de manera óptima. Todo en el cuerpo, ya sea la presión arterial, los niveles de sodio o la temperatura, tiene uno "rango óptimo". Demasiado de algo es, por definición, un problema, pero por la misma razón también lo que es poco (si la presión arterial es muy baja perdemos la conciencia y podemos morir).

¿Podría ser igual para el colesterol? Sé que hay una moda entre los miembros de la profesión médica y ciertos científicos que nos instan a llevar nuestros niveles a cifras cada vez más bajas («menos es mejor»), pero ¿esto realmente tiene sentido? El colesterol es, después de todo, un constituyente esencial de varias entidades importantes en el cuerpo, incluyendo el cerebro, la vitamina D y las hormonas esteroides como el cortisol y la testosterona. Si los niveles de colesterol en sangre son muy bajos, ¿podrían poner en peligro la salud?

Mientras que los niveles altos de colesterol están asociados con un mayor riesgo de enfermedades del corazón, los niveles más bajos también están relacionados con un mayor riesgo de padecer cáncer, así como con un accidente cerebrovascular hemorrágico (ictus cerebrovascular causado por hemorragia en el cerebro). Estas observaciones no significan que el colesterol bajo cause cáncer o un accidente cerebrovascular (tampoco quieren decir que el colesterol alto cause enfermedades del corazón). Con el fin de obtener una mejor visión de conjunto de la relación entre cualquiera de los factores y la salud, tiene sentido evaluar su relación con el riesgo general de muerte –también conocida como mortalidad global.

Las pruebas anteriores han puesto de manifiesto que, si bien los niveles de colesterol altos pueden estar asociados con un aumento de la mortalidad general en los individuos más jóvenes, esta tendencia se invierte con la edad. La importancia de esto es que la mayoría de las personas mueren cuando tienen una edad avanzada, y, por lo tanto, la relación que el colesterol tiene con la mortalidad general en las personas mayores es mucho más relevante e importante que esta relación en los jóvenes.

Un estudio reciente ilustra esto: los investigadores examinaron la relación entre la mortalidad global y los individuos de edad entre 60 a 85 años (promedio 71 años) durante un período que se extendió 12 años. El análisis inicial reveló que los niveles totales de colesterol más altos (> 200 mg/dl/5,2 mmol/l) se asociaron con una reducción del riesgo de la mortalidad un 24% durante el período de estudio. Y los niveles de colesterol más bajos (<170 mg/dl/4,4 mmol/l) se asociaron con un 60% más de riesgo de muerte. Algunos afirman que la asociación entre los niveles de colesterol y el mayor riesgo de muerte se debe al hecho de que cuando las personas están enfermas o débiles sus niveles de colesterol tienden a ser bajos. En otras palabras, el aumento del riesgo de muerte se debe a la enfermedad y/o fragilidad asociada con el colesterol bajo, no el colesterol bajo per se.

Para el ajuste de los llamados «factores de confusión», los datos se volvieron a analizar, esta vez después de eliminar los individuos que tenían peso bajo (IMC <20) y/o que murieron dentro de los 2 años de análisis. Una vez que se realizaron estos ajustes, la relación entre el colesterol elevado y menor riesgo de mortalidad no fue estadísticamente significativa. Sin embargo, la relación entre los niveles de colesterol y mayor riesgo de muerte se mantuvo (el 36% mayor riesgo). Una vez más, los estudios epidemiológicos de esta naturaleza no nos dicen si la relación entre los niveles de colesterol y la reducción de la supervivencia es "causal". Sin embargo, ahora se recomienda de modo general un descenso de los niveles de colesterol, sea cual sea la edad y condición médica».

CAPÍTULO 14

PRODUCTOS NATURALES

El lector se preguntará, después de haber leído tantas advertencias sobre la conveniencia de mantener el colesterol alto, cuál es la utilidad de tomar uno o varios de los productos naturales aquí referenciados. ¿Para qué tratar de corregir algo que es mejor que esté así?

Sin embargo, cuando el organismo se defiende aumentando o disminuyendo ciertos niveles o marcadores, es porque hay un problema que debemos corregir. Lo que a continuación recomendamos es el uso de suplementos naturales que ayudarán a corregir el problema subyacente, la causa de que el organismo haya necesitado aumentar o disminuir las cifras de colesterol. Estas causas suelen ser difíciles de diagnosticar y, por lo tanto, de tratar, pero los productos naturales con su alta complejidad y dotados de una información reconocible por el cuerpo humano son capaces de estabilizar las funciones de nuestro organismo de manera precisa y eficaz, y sin efectos secundarios.

Antioxidantes

Coenzima Q10
Antioxidante específico del LDL, también conocida como ubiquinona, se trata de uno de los elementos más importantes en la producción de energía y está presente en cantidades significativas en el corazón y

el hígado, esencialmente en las mitocondrias, lugar donde se produce ATP, la molécula encargada de ceder la energía necesaria en todos los procesos celulares. Además, se ha comprobado su gran capacidad antioxidante, capaz de lograr un proceso reversible en los procesos oxidativos anormales, lo que representa un gran potencial terapéutico en las terapias antienvejecimiento, enfermedades malignas y como potenciador del rendimiento deportivo. Sin embargo, la absorción de CoQ10 oral a través del intestino es muy baja, y por ello se ha sugerido que para que tenga valor terapéutico se necesitan unas dosis altas (1200 mg/por día).

Procedencia

Caballa, salmón, sardinas, nueces y carnes.

Propiedades

Durante los períodos de isquemia (falta de oxígeno), como los que tienen lugar durante un ataque cardíaco, la CoQ10 ha demostrado que reduce el daño al tejido cardíaco. La angina de pecho podría ser una buena indicación para esta enzima, al mismo tiempo que mejora la tolerancia al ejercicio en personas con coágulos en las arterias del corazón.

Como coadyuvante en el tratamiento del cáncer de mama, aunque requiere dosis altas.

Para reducir la frecuencia de arritmias cardíacas, mejorar la función ventricular izquierda y prevenir la deficiencia congestiva cardíaca. Además, la Q10 mantiene la coordinación y la fuerza del corazón.

Estabiliza la tensión arterial sistólica.

Algunos ensayos clínicos muestran un aumento del HDL y disminución del LDL, aunque no parece impedir el desarrollo de las placas ateroscleróticas en los vasos sanguíneos.

Impide la toxicidad de las antraciclinas, medicamentos que se emplean para tratar el cáncer y que inducen afecciones cardíacas.

Mejora levemente la fecundidad.

Alivia los síntomas del sida.

Previene la progresión de la enfermedad de Parkinson si se emplean dosis de 1.200 mg/por día.

Para tratar la enfermedad de Huntington (una alteración neurológica degenerativa).

Contribuye a mejorar la salud de las encías y dientes, especialmente si están afectados de periodontitis.

Disminuye los efectos perniciosos de la radioterapia en el cáncer de pulmón.

Parece eficaz para prevenir las jaquecas junto con la vitamina B2.

Ataxia de Friedreich. Las investigaciones preliminares parece que son prometedoras en el tratamiento de esta enfermedad.

Varios estudios han demostrado beneficios de la coenzima Q10 en personas con diagnóstico de insuficiencia cardíaca crónica (con o sin cardiomiopatía), incluidos los receptores de trasplantes. En algunas partes de Europa, Rusia y Japón, la Q10 se considera una terapia estándar para pacientes con insuficiencia cardíaca congestiva.

A menudo se recomienda la Q10 en pacientes con enfermedades mitocondriales, entre las que se incluyen miopatías, encefalomiopatías y síndrome de Kearns-Sayre.

En las distrofias musculares se ha descrito cierta mejora en la capacidad para efectuar ejercicio, en la función cardíaca y sobre todo en la calidad de vida.

Con el paso del tiempo, la capacidad de biosíntesis de la coenzima Q10 desciende, por lo que en las personas mayores su deficiencia se puede acusar de forma notable si tenemos en cuenta que:

- Es capaz de aumentar la energía y la tolerancia ante el esfuerzo.
- Mejora la función inmune.
- Tiene una potente actividad antioxidante.
- Es capaz de actuar frente a los efectos tóxicos de algunos fármacos.

Aplicaciones
- Esclerosis lateral amiotrófica, asma, parálisis de Bell, dificultades para respirar, cáncer.

- Síndrome de Ménière.
- Ataxia cerebral, síndrome de fatiga crónica, enfermedad crónica de obstrucción pulmonar.
- Sordera, disminución de la motilidad de los espermatozoides (astenozoospermia idiopática), gingivitis, caída del cabello (alopecia por quimioterapia).
- Palpitaciones irregulares del corazón, hepatitis B, colesterol alto, enfermedad corea de Huntington, enfermedad del sistema inmunológico, infertilidad.
- Insomnio, insuficiencia renal, inflamación de las piernas (edema), longevidad, enfermedad hepática o agrandamiento del hígado.
- En los enfermos de alzhéimer, la unión de la coenzima Q10 con el hierro y la vitamina B6 puede minimizar los síntomas de demencia y retrasar de forma progresiva la pérdida de memoria.
- Cáncer de pulmón, enfermedad del pulmón, degeneración macular, síndrome de Melas, diabetes melllitus y sordera de herencia materna.
- Prolapso de la válvula mitral, nutrición parenteral, obesidad, síndrome Papillon-Lefevre, enfermedad de Parkinson.
- Bajo rendimiento físico, prevención del daño muscular causado por las estatinas que reducen el colesterol, trastornos psiquiátricos.
- Reducción de los intervalos QT, disminución de los efectos secundarios del fármaco fenotiazina, disminución de los efectos secundarios de los antidepresivos tricíclicos, úlcera estomacal.
- Estabilización del colesterol.

Contraindicaciones
- Puede disminuir la eficacia del anticoagulante warfarina.
- Puede disminuir la eficacia de doxorubicina, un medicamento empleado para las enfermedades del corazón.
- No la use si está embarazada o en período de lactancia.
- La Q10 puede reducir los niveles de azúcar en sangre.
- En una ocasión hubo un bajo recuento de plaquetas en la sangre, aunque pudiera deberse a otras causas.

- La Q10 puede reducir la presión arterial.
- Se recomienda precaución en las personas con enfermedades hepáticas o que toman medicamentos que pueden causar daño al hígado.
- En teoría, la Q10 puede alterar los niveles de las hormonas en la tiroides y los efectos de los fármacos para la tiroides como la levotiroxina, aunque esto no se ha probado en humanos.

Superóxido dismutasa (SOD)

Tal vez el componente más crítico de nuestro organismo que es susceptible al ataque de los radicales libres sea el propio plano de nuestra existencia genética: el ADN (ácido desoxirribonucléico). Se estima que los radicales libres atacan al ADN aproximadamente 100.000 veces por célula cada día.

Una de las enzimas antioxidantes más importantes es la superóxido dismutasa, o SOD. La SOD es verdaderamente el mecanismo maestro de defensa de las células para atrapar a los radicales libres y prevenir las enfermedades.

La superóxido dismutasa ha provocado un gran interés por parte de los investigadores médicos desde su descubrimiento en 1968. Primero se utilizó en forma inyectable para tratar la artritis en adultos y problemas respiratorios en los niños, y para servir como una terapia coadyuvante en el tratamiento del cáncer.

Una mutasa es un tipo de enzima que inicia la reorganización de los átomos en una molécula, y la función primaria de la SOD es convertir al radical libre superóxido (O_2) en peróxido de hidrógeno, un radical libre menos dañino. Entre los radicales libres, el superóxido es el más poderoso y peligroso. Esto se debe a que su estructura química requiere tres electrones para reequilibrarse. Cuando arrebata esos tres electrones de otras moléculas, se crea un desequilibrio aún mayor que cuando hay un desequilibrio convencional producido por un solo electrón. También tiende a reequilibrarse a sí mismo más rápidamente, creando más superóxidos con el potencial de causar mucho más daño.

La especie de oxígeno reactivo (ROS) ha sido asociada con toda clase de enfermedades degenerativas, como artritis, cáncer, la enfermedad de Alzheimer y la enfermedad de Parkinson. Además, el superóxido, junto con el óxido nítrico, nos lleva a la generación de peroxinitrito, el cual es principalmente responsable de la muerte de las células. Debido a que el superóxido es tan potencialmente dañino, la SOD existe en 2 formas en la célula: en las mitocondrias, las cuales son las estructuras productoras de energía de la célula, en donde la SOD está presente como una enzima que contiene manganeso, y en el citoplasma de la célula, donde el cobre y el zinc son los metales principales que se encuentran en la estructura de la SOD. La presencia de la SOD en ambos lugares, en la mitocondria y el citoplasma, asegura que gran parte del superóxido se convierta en peróxido de hidrógeno.

Mientras en el pasado se usaron fuentes bovinas para obtener SOD inyectable, hoy tenemos la SOD/gliadina: la primera fuente oralmente accesible y vegetariana de la SOD y un avance revolucionario en el desarrollo nutraceútico.

Aplicaciones
Artritis
Varios estudios apoyan la idea de que los radicales libres contribuyen al daño en las articulaciones que se encuentra en la artritis. Al reducir los niveles de radicales libres, la SOD puede retrasar el desarrollo y el progreso de la artritis.

Un estudio describe el proceso mecánico de cómo se producen los radicales libres en las articulaciones en la artritis. Las articulaciones sanas se mueven libremente y obtienen el flujo de la circulación adecuada. Pero en la artritis, la presión de la cavidad articular se eleva por la inflamación, hasta tal punto que el movimiento normal puede realmente colapsar a los capilares y a otros vasos sanguíneos pequeños. Esto nos lleva a una lesión llamada hipoxia, es decir, una falta de oxígeno en el tejido. La investigación ha demostrado que la hipoxia induce la producción de radicales libres ROS. Esta producción de radicales libres adicionales, a su vez, estimula una respuesta inmunológica, exacerbando y repitiendo el daño. La SOD puede reducir ambos parámetros. En pocas palabras, la SOD produce alivio a largo plazo en la artritis.

Asma

Aunque no se conocen las causas exactas del asma, la investigación ha sugerido que ciertos radicales libres ROS, incluyendo el superóxido, pueden dañar el tejido pulmonar y conducir a problemas asmáticos. Además, la ROS exacerba los síntomas del asma, y el daño acumulativo del tejido causado por los radicales libres ROS puede llevarnos a que empeore. Los estudios han demostrado que cuando las células en la superficie de la mucosa de los pulmones y los bronquios se inflaman por irritantes tales como el humo de los cigarros o alguna enfermedad, tienden a aumentar la producción de radicales libres ROS. La sobreproducción de radicales libres ROS está relacionada con algunos de los síntomas más dramáticos del asma, tales como la constricción bronquial y la inflamación de las vías aéreas.

Un estudio de hace algunos años sugiere que la SOD complementaria puede contrarrestar el daño tisular relacionado con el peróxido y al final prevenir enfermedades pulmonares crónicas y otros problemas relacionados con la deficiencia respiratoria tales como el asma.

La mayoría de los estudios clínicos generalmente muestran que los signos del estrés oxidativo –incluyendo la producción de radicales libres ROS y sus efectos perjudiciales– son más altos en las personas con asma que sin él. La fuerte relación entre los niveles más bajos de la SOD y la actividad de los síntomas del asma sugiere que la SOD podría ser una defensa de primera línea contra los ataques de asma y que al restaurar los niveles de la SOD se podría proteger al tejido pulmonar del daño oxidativo.

Colesterol

La enzima microsomal HMG-CoA y la lipoproteína de baja densidad LDL llevan a cabo un papel clave en la homeostasis del colesterol en las células eucariotas, siendo la enzima sensible a la inactivación oxidativa. La SOD afecta al metabolismo del colesterol al unirse con la membrana celular de los hepatocitos, lo que se confirma por la presencia de esta enzima antioxidante en las lipoproteínas circulantes en suero. Los resultados mostraron que todas las formas de SOD utilizadas son capaces de afectar al metabolismo del colesterol, reduciendo su síntesis por un aumento en la unión de las células hepáticas. Por otra parte, se ha demostrado que es capaz de aumentar la actividad de PKC (proteína quinasa).

Cáncer

Una de las principales causas del cáncer es la genética. Eso no significa que si uno de nuestros padres tuvo cáncer, estamos condenados a sufrirlo, aunque tendremos mayor riesgo que si no tuviéramos una historia familiar de cáncer. Al decir que la causa del cáncer es la genética, significa que la malignidad se origina por un gen. Una vez que un gen, que normalmente es responsable de producir células sanas, muta y empieza a producir células enfermas, se denomina *oncogen*. Ese gen dañado estimula el crecimiento rápido e incontrolado de células cancerosas. Otra clase de genes, llamados genes supresores de tumor, se dedica a prevenir crecimientos malignos en el cuerpo. La tarea de estos genes es detener la reproducción de estas células con estructuras de ADN anormales. Pero si los genes supresores de tumor se dañan por los radicales libres, puede que sean incapaces de detener el crecimiento celular irregular, lo cual puede entonces dejar a nuestro cuerpo indefenso.

La SOD puede inhibir la metástasis, retrasar el crecimiento tumoral y prevenir el daño celular inicial que puede llevarnos al cáncer. Además, la SOD puede ayudar a proteger y reparar el tejido sano que es dañado por los tratamientos de quimioterapia y radioterapia.

Algunos estudios han demostrado que la SOD no solamente inhibe la propagación de los tumores, sino que, además, cuando se combina con la quimioterapia la hace más efectiva. Por otro lado, la evidencia muestra que la SOD reduce la efectividad de ciertas sustancias químicas que son responsables de la reproducción de los genes dañados que pueden llevarnos a la generación de células malignas.

Incluso una sola exposición a la radiación UV puede causar una disminución importante en la SOD antioxidante hasta 72 horas después de dicha exposición. Un estudio clínico asegura que la SOD no sólo puede prevenir el cáncer de la piel y otras enfermedades dermatológicas, sino que también puede realmente aumentar la capacidad del cuerpo para producir más SOD.

En un estudio clínico de pacientes con cáncer tratados con radiación se demostró que la SOD ayuda a aliviar —y a veces hasta revertir— la fibrosis inducida por la radiación. Lo mismo se demostró en otro estudio con relación a la quimioterapia.

En nuestras investigaciones hemos logrado constatar que niveles inferiores de la SOD están asociados con tumores agresivos y metales tóxicos.

La SOD es una de las defensas importantes preliminares contra la invasión y la propagación del cáncer en los leucocitos y mejora las acciones de otros medicamentos anticancerosos.

Algunos ensayos clínicos sugieren una relación directa entre los niveles de la SOD y la incidencia de cáncer.

Policosanol

Otros nombres son: octacosanol, 1-octacosanol, N-octacosanol, octacosilo Alcohol.

El policosanol es una mezcla de alcoholes aislados a partir de cera de caña de azúcar cubana. Contiene aproximadamente un 60% de octacosanol, aunque también se extrae de la cera de abeja y el germen de trigo.

Propiedades
Se emplea para reducir el colesterol total y el LDL, así como para aumentar el colesterol HDL. Los estudios indican que funciona mediante la inhibición de la formación de colesterol en el hígado, aunque los beneficios tardan al menos dos meses en mostrarse.

Los efectos secundarios del policosanol son en general leves y de corta duración, e incluyen indigestión, erupción cutánea, dolor de cabeza, insomnio y pérdida de peso.

Al igual que otros productos dietéticos reguladores del colesterol, el policosanol puede aumentar el efecto de los medicamentos que interfieren con la coagulación de la sangre o de las drogas antiplaquetas, como la aspirina, la warfarina, la heparina, el clopidogrel, la ticlopidina y la pentoxifilina o suplementos como el ajo, el ginkgo o dosis altas de vitamina E. También puede aumentar los efectos secundarios de la levodopa, un medicamento usado para el mal de Parkinson.

Beta-sitosterol

Beta-sitosterol es un aceite natural que se extrae de la planta de soja, de la caña de azúcar y del arroz.

Propiedades

Entre sus propiedades están la de aumentar el metabolismo y ayudar a que el colesterol sea reducido en pequeñas partes por el hígado. Las enzimas del hígado, que se encargan de reducir las grasas, son más activas en presencia de beta-sitosterol.

Inhibe la producción de colesterol en el hígado actuando sobre unas enzimas específicas. El hígado fabrica más colesterol que el que es absorbido típicamente en los alimentos. Sin embargo la HMG-Co, una de las enzimas más importantes que fabrican el colesterol en el hígado, se destruye rápidamente en presencia del beta-sitosterol.

Al disminuir la absorción del colesterol en el aparato digestivo se bloquea el paso de las moléculas grasas y su absorción en los intestinos. Este colesterol es excretado antes de que sea absorbido.

Todo lo anterior ha demostrado que el uso de beta-sitosterol ayuda a bajar los niveles altos del colesterol en sangre, y posiblemente existan aún más beneficios, incluyendo pérdida de peso, proteger el tracto digestivo y ayudar a prevenir los cálculos biliares, así como reducir la hiperplasia prostática.

Isoflavanoides de soja

Las isoflavonas se encuentran en la soja, en las alverjas y otras legumbres. Sin embargo, la soja tiene una concentración más poderosa, especialmente por su contenido en los pigmentos genistein y daidzein.

El Comité Americano de la Nutrición y del Corazón aconsejó a todas las personas que tengan el colesterol alto que añadieran proteína de soja a sus dietas. En ese informe, el Dr. Erdman dijo que numerosos estudios han demostrado que las isoflavonas de soja ayudan a reducir los niveles del LDL y a aumentar los niveles del HDL. Baja los triglicéridos y también los niveles de colesterol.

Los isoflavanoides de soja mejoran la calidad de las arterias y también bajan la presión. Todos estos efectos se han obtenido sin cambios en las dietas o en el ejercicio.

Levadura roja de arroz

La levadura roja de arroz es un producto que se obtiene a partir de una levadura (*Monascus purpureus*) que crece sobre este cereal. El arroz fermentado de este modo ha formado parte de la dieta durante siglos en algunos países asiáticos. En esta farmacopea, la levadura roja de arroz se propone como una ayuda para los problemas digestivos, problemas circulatorios y para la salud estomacal.

La levadura roja de arroz tiene como principios activos varios compuestos denominados monacolinas, una serie de sustancias que inhiben la síntesis del colesterol. Una de ellas, la monacolina K, es, en efecto, un potente inhibidor de la HMG-CoA reductasa, que también se conoce como lovastatina. Sin embargo, hay bastante controversia en cuanto a su uso, pues se considera que algunos preparados contienen citrinina, una nefrotoxina.

Picolinato de cromo

El cromo es un elemento muy importante y muy a menudo no lo obtenemos a través de nuestras dietas. Sin embargo, el picolinato de cromo es considerado la mejor fuente de cromo, una forma efectiva para controlar el colesterol y los triglicéridos, así como para reducir el riesgo de padecer diabetes, sin bloquear la producción de colesterol. Lo que hace es acelerar el metabolismo del colesterol.

L-arginina

Este aminoácido aumenta la producción de óxido nítrico que, como hemos indicado, es un gas que protege contra la enfermedad del corazón en cada nivel: aumenta el flujo de sangre y dilata los vasos, disminuye la adhesión de las células blancas de la sangre a la pared del vaso, inhibe la migración de células de músculo liso en el sitio de una lesión aterosclerótica y disminuye la formación de coágulos de sangre.

Guggul

Se extrae de la resina de color amarillento del árbol *Commiphoramukul*, que se halla en toda la India y regiones adyacentes.

Propiedades
Los profesionales de la medicina ayurvédica lo emplean para estimular la tiroides y tratar la artritis, el acné, la obesidad y el colesterol alto. Los ensayos clínicos confirman que el guggul es generalmente seguro y no tóxico cuando se usa de la manera adecuada.

Precauciones
Las embarazadas no deben tomar guggul porque parece que estimula el flujo menstrual y puede dar lugar a las contracciones uterinas.

También hay que ser prudentes cuando se padecen enfermedades sensibles a las hormonas, como el cáncer de mama, el cáncer uterino, el cáncer de ovario, la endometriosis y los fibromas uterinos.

Se debe tomar con precaución junto a medicamentos anticoagulantes o altas dosis de fármacos antiinflamatorios no esteroideos, porque guggul puede tener un efecto aditivo y teóricamente puede aumentar el riesgo de hematomas y hemorragias. También puede interactuar con hierbas que tienen anticoagulantes, como la angélica, el clavo de olor, la salvia, el ajo, el jengibre, el ginkgo, el trébol rojo y la cúrcuma.

Tiene propiedades estimulantes de la tiroides, por lo que puede interactuar con la regulación de las hormonas tiroideas y potencialmente con la terapia de reemplazo hormonal, fármacos contra el cáncer de mama, antihipertensivos, anticonceptivos, diltiazem, propranolol y citocromo.

Vitamina C

Es imprescindible para la formación del colágeno, que impedirá la ruptura de la pared vascular.

Las experiencias con conejos y otros animales de laboratorio no pueden extrapolarse para los humanos, al menos en cuanto a la importancia y función de la vitamina C. El ser humano es el único que necesita ingerirla continuamente con los alimentos, pues no puede fabricarla y apenas almacenarla.

Sabemos que una deficiencia en el nivel de vitamina C produce una menor conversión de colesterol a bilis en el hígado, que a veces da lugar a la formación de litiasis en la vesícula. También previene la oxidación del colesterol. Como es una vitamina hidrosoluble, las sobredosis apenas existen, por lo que se recomiendan dosis de 500 a 1.000 mg diariamente.

CAPÍTULO 15

ALIMENTOS QUE CONTROLAN EL METABOLISMO DEL COLESTEROL

Los alimentos que a continuación recomendamos, así como las recetas más idóneas, servirán para que el organismo tenga un estado de salud idóneo, corrigiendo problemas metabólicos en cuanto a grasas se refiere, así como en su potencial ayuda al hígado y la vesícula biliar.

Aceitunas

Composición
Ácido palmítico, esteárico, oleico, linoleico y linolénico.
   Fitosterina, lecitina, enzimas, pigmento, principio amargo.

Propiedades
Muy adecuadas para controlar los valores incorrectos de colesterol.
   La aceituna es tónica, digestiva y favorece la limpieza del estómago. Ligeramente tranquilizante, antiinflamatoria, laxante y nutritiva.
   El aceite alivia las resacas, corrige el estreñimiento, calma el picor de la caspa y los eczemas, hidrata la piel seca, reduce el exceso de jugos

gástricos, contrarresta el veneno de las setas y el pescado en mal estado. Es un remedio extraordinario para aumentar la eliminación de bilis, contribuyendo así a regular el colesterol.

Receta básica

Se mezcla 250 g de harina con 8 cucharadas de aceite de oliva, 10 cucharadas de agua tibia y un poco de sal. Se amasa todo y se forma una bola ligeramente aplastada. Se envuelve en film transparente y se reserva 30 minutos. Se pica cebolla, se mezcla con un poco de aceite de oliva, se añaden acelgas, sal, pimienta y 180 g de aceitunas sin hueso. Se unta un recipiente con aceite, se pone la preparación extendida con un pequeño reborde y se mezcla con la masa que habíamos elaborado. Se hornea durante 30 minutos.

Si disponemos de *aceitunas verdes*, para eliminar el amargor hay que ponerlas en remojo en agua fría durante 2 semanas. Después se introducen en un recipiente de cristal y se cubre de agua, sal y tomillo o cualquier otra hierba que se desee. Se dejan por lo menos 2 semanas en reposo antes de consumirlas.

Las *aceitunas partidas* se preparan machacándolas con un golpe seco y poniéndolas en remojo durante una semana, cambiando el agua con frecuencia. El último día se ponen en un recipiente de cristal con una mezcla de hierbas y ½ limón. Se llena con agua salada y se deja macerar 2 semanas más.

Las *aceitunas negras* cuando están maduras, deben reservarse en un lugar seco y después ponerse en un recipiente con un poco de aceite en capas, espolvoreando cada capa con sal y limón. Se dejan reposar una semana, se añade sal y aceite y se reservan otros 7 días antes de consumirlas.

Achicoria

Pertenece al género de las compuestas, el mismo que la **endibia** y la **escarola**. Estas últimas, aunque más sabrosas por ser menos amargas, pierden la mayor parte de los nutrientes y sus cualidades al no estar totalmente en contacto con la luz solar.

Composición

La raíz tiene un principio amargo, inulina e intibina.

Las hojas, principio amargo, intibina, glucósido, cichorina. Ácido tánico, aceites grasos esenciales, pectinas, colina, resinas.

Propiedades

Es laxante y un excelente alimento como restaurador de las funciones hepático-biliares y los niveles de colesterol. Favorece la expulsión de bilis al duodeno, por lo que mejora la digestión de los alimentos, y especialmente de las grasas. Con su raíz tostada se elabora un sucedáneo del café, mucho más saludable y nutritivo, además de no tener ninguno de sus efectos secundarios. Puede consumirse incluso de noche y es apta para eliminar el hábito del café, ya que mezclado tiene un sabor similar.

Tiene importantes efectos depurativos, estimula el apetito y mejora la función renal sin forzarla.

Receta básica

Se pueden consumir sus hojas como una verdura más, incluso añadida a guisos de patatas, o como ensalada, aunque así es ligeramente amarga. Para utilizar la raíz hay que limpiarla muy bien, lavarla, cortarla en rodajas y secarla rápidamente a una temperatura de 50 ºC.

Aguacate

Es originario de México, aunque ahora se cultiva en zonas del Mediterráneo. Tiene forma de pera y un gran hueso en el interior. De color verdoso que se va oscureciendo con el tiempo cuando madura, lo habitual es comerlo con un poco de limón para potenciar su sabor.

Composición

Es rico en vitaminas A, B6, C, E y tiene casi un 30 % de grasa insaturada, además de poseer una gran cantidad de potasio (500 mg/100 g)

También contiene albúmina, minerales y un poco de azúcar.

Propiedades

Fortalece los huesos, mejora la visión, evita la formación de gases intestinales y tiene efectos beneficiosos en resfriados, catarros, jaquecas y neuralgias. Ayuda a controlar el colesterol. Tradicionalmente se cree que mejora los problemas sexuales y los trastornos circulatorios.

A nivel tópico, su aceite se emplea para las afecciones reumáticas y los dolores de la gota. Es antioxidante y cuando se aplica en pasta mejora la piel áspera, las rozaduras, las quemaduras solares y los eczemas.

Estimula el apetito, tonifica el sistema nervioso, regula la menstruación y alivia la tos.

La semilla del fruto, tostada y molida, es un buen diurético.

Receta básica

Se corta por la mitad, se le extrae el hueso y la pulpa, la cual se puede extender sobre pequeños trozos de pan para elaborar canapés, sazonándola con sal y zumo de limón. También se puede emplear la piel vacía para rellenarla con langostinos y tomates triturados, atún, yema de huevo, sal y zumo de limón, y un poco de la pulpa, o incluso en platos dulces como relleno de tartas y bollos. Hay que introducirlo en el frigorífico para servirlo frío.

Nota:

No coma aguacates si está tomando antidepresivos IMAO.

Arroz

La eliminación de la cascarilla interna, en un intento de que resulte más fácil de cocinar y sabroso, trajo consigo la extensión beri-beri, una enfermedad grave del sistema nervioso como consecuencia de eliminar de la dieta la vitamina B1, presente en esa cascarilla menospreciada. En la actualidad, salvo la modalidad de arroz integral, el que se vende sigue careciendo de esta cascarilla.

Composición

El arroz integral contiene en su cascarilla vitaminas del grupo B y cerca de doce minerales. Una vez refinado se convierte en un alimento energético, muy digestivo, pero sin las propiedades nutritivas que tenía antes.

Contiene 357 calorías/100 g, 7,2 g de proteínas, 1,5 g de grasas y 77,6 g de carbohidratos.

En el comercio encontramos un arroz integral muy digestivo al que se le ha eliminado la cascarilla de paja que lo envuelve, muy rica en sílice pero indigesta, aunque conserva la cutícula exterior, que es la más nutritiva.

El arroz blanco contiene poco más que féculas.

Propiedades

Con un valor nutritivo idéntico al trigo y tres veces más alto que las patatas, constituye uno de los alimentos básicos para cualquier dieta. Se tolera perfectamente a nivel gástrico, es muy energético y su metabolismo no genera enfermedades ni toxinas. Es un tónico natural, diurético, digestivo y pueden consumirlo incluso aquellos que no toleren el gluten o la gliadina.

Mejora la hipertensión (solamente el integral), las hepatopatías y las diarreas moderadas. Facilita un embarazo y parto óptimo, y es muy adecuado para dietas sin colesterol y ácido úrico. Alivia las dismenorreas y los edemas, las dolencias urinarias, el ardor de estómago y reduce el exceso de sudor.

El salvado corrige la hipercalcemia, y la harina de arroz es adecuada en cataplasmas en el acné, el sarampión, las quemaduras y las hemorroides.

Receta básica

Dependiendo del tipo de preparación culinaria que deseemos elaborar, así debe ser el recipiente. Cuando queramos hacer algo caldoso, emplearemos una cazuela honda. Si vamos a meterlo en el horno, los recipientes de barro casi planos son los mejores, y si el arroz será seco, la clásica paellera de metal es lo mejor.

A la hora de cocinarlo, el mayor problema está siempre en darle el «punto» justo; ni duro, ni demasiado pastoso. Si lo vamos a freír un poco, hay que evitar que se dore y añadirle el agua inmediatamente, mientras que el fuego deberá ser intenso. Cuando veamos que el caldo va disminuyendo, será el momento de bajar el fuego y que el caldo se vaya absorbiendo poco a poco. Si se quema hay que retirarlo rápidamente del fuego y ponerlo sobre un mármol cubierto con una servilleta húmeda.

La cantidad de agua es también otro detalle importante: 1 taza de arroz por 2½ de agua puede ser una buena proporción, aunque la cantidad dependerá del resto de los ingredientes. Si se añaden vegetales, que tienen agua, bastará con menos, y si se trata de carnes, habrá que añadir un poco más. Unas gotas de limón ayudarán a que no se pegue.

Una paella valenciana tradicional se puede preparar así:

Hay que verter aceite en la paellera y rehogar los trozos de carne elegidos hasta que se doren. Después se añaden calamares, dientes de ajo, cebolla picada, alcachofas y pimiento verde cortado. Se rehoga todo un poco y entonces se incorporan tomates sin piel ni semillas, langostinos y mejillones. Cuando todo está ya ligeramente cocido es el momento de agregar el arroz y mezclarlo todo. Se vierte el agua caliente o caldo de verduras y se deja cocer durante 20 minutos. Un poco antes de retirarlo del fuego, se sala y se agrega un poco de pimienta, así como el azafrán. Por último, se incorporan los guisantes previamente cocidos y unos pimientos rojos en tiras. Se deja reposar todo unos minutos.

Azafrán

Procede de las flores de una planta de color rosáceo, con pistilos largos, de color rojo, retorcidos, que están unidos a la planta por pecíolos de color anaranjado. El polvo es de color amarillo intenso, con un aroma muy característico. Picante y de sabor amargo, confiere un sabor y un color inconfundibles a los guisos.

Composición
Contiene crocinas –un pigmento carotenoide emparentado con los glucósidos–, picrocrocina y otras sustancias.

Propiedades
Se emplea básicamente para elaborar colirios y agua para lavarse los ojos.

En homeopatía tiene utilidad como antihemorrágico y antidepresivo.

Es estimulante, digestivo, aperitivo y también se puede emplear en las amenorreas, el control del colesterol, la falta de apetito y el cansancio. A nivel tópico, alivia los dolores dentales y mejora la gingivitis.

Con el azafrán se prepara el láudano y un eficaz analgésico dental.

No tiene toxicidad, aunque en dosis altas puede ser abortivo y producir alteraciones renales.

Receta básica
Bastan dos hebras pequeñas en remojo durante un breve tiempo. A continuación se debe colar para dar a las comidas ese color amarillo intenso tan apreciado.

Se puede emplear en platos de arroz, de pescado, e incluso en pastelería.

Berenjenas

Composición
Contiene 29 calorías/100 g 1,0 g de proteínas, 0,3 g de grasas, 6,3 g de carbohidratos, 23 mg de calcio, 31 mg de fósforo.

Propiedades
Es ligeramente indigesta y está en cierto sentido desaconsejada a personas artríticas. Son diuréticas. Su aceite se emplea para mejorar las afecciones reumáticas y activar la circulación sanguínea mediante ligeros masajes. Para lograrlo bastará con freír durante 3 o 4 minutos la piel de las berenjenas en abundante aceite, procurando que no se quemen. Después lo conservaremos en un recipiente de cristal bien cerrado.

La berenjena bien cocida es un remedio agradable para el insomnio, disminuye el colesterol sanguíneo y aumenta la producción de orina.

Receta básica
De escaso sabor, necesita una preparación especial para que sea un plato agradable, lo que se puede lograr friéndola, asándola o rellenándola. La podemos comer con o sin piel, aunque en ambos casos es interesante, una vez cortada, macerarla previamente en agua con sal y vinagre. Cuando la vayamos a cocinar la escurriremos bien presionándola.

La forma más tradicional consiste en cortarlas por la mitad a lo largo, picar la pulpa que contienen y rociarla con un poco de vinagre, sal y pimienta, dejándolas así 1 hora. Mientras tanto, hay que picar perejil, ajo y champiñones, mezclándolo con un poco de miga empapada en leche y la pulpa que hemos extraído.

Se pone todo en la berenjena vacía, se cocina con un poco de aceite y después se hornea durante 30 minutos.

Cacahuetes

Originario de América latina, donde se le denomina maní, el fruto madura bajo tierra envuelto en una vaina.

Composición
Es muy rico en grasas, sales minerales (sílice, azufre, cloro, zinc, boro, cobalto, potasio, hierro, manganeso, flúor y yodo) y vitaminas del grupo B, especialmente ácido pantoténico, fólico e inositol. Contiene un 77 % de grasas poliinsaturadas, la mayor parte proteínas de alto valor biológico y escasas cantidades de vitaminas A, C, E y D. La vitamina B1 se pierde cuando se tuestan.

Su valor energético es altísimo, 2.500 calorías en ½ kg.

Propiedades
Aporta muchas calorías, por lo que se aconseja en los deportistas y para los meses de invierno. Su aceite se emplea para dar masajes deportivos y terapéuticos y para eliminar las arrugas. Se le reconocen propiedades astringentes y contra los cólicos hepáticos, así como cierta protección en el sistema nervioso.

Sus ácidos grasos no saturados son útiles para controlar los niveles de colesterol, impedir la degeneración del sistema nervioso y mejorar la artritis.

Receta básica
Se muelen los cacahuetes hasta obtener una harina, que se mezcla con otra de trigo o maíz, con la cual se preparan tortitas o papillas lacteadas.

También se pueden triturar los frutos y agregar agua caliente. La mezcla posteriormente se pasa por un colador, con lo cual se obtiene una especie de horchata muy energética para los meses fríos.

Si queremos obtener aceite de cacahuete bastará con sustituir el agua caliente por aceite, que será muy adecuado para la mujer, tanto como energético como para dar masajes en la piel.

Maíz

Para conocer el auténtico sabor del maíz es necesario cultivarlo nosotros mismos, ya que el que se comercializa ha perdido casi toda su calidad y sabor.

Medicinalmente se emplean también los estigmas de las flores femeninas, que se recolectan cuando empiezan a aparecer en la cúspide de las espigas. Se arrancan a mano y se ponen a secar a la sombra en un lugar ventilado.

Composición

Contiene la mayoría de las vitaminas del grupo B, salvo el ácido nicotínico o PP, por lo que su consumo puede dar lugar a la pelagra si se usa de forma preferente. Es muy rico en féculas y pobre en albúmina.

Los estigmas contienen saponinas, aceite esencial y taninos.

El endosperma contiene fécula, proteínas, grasa rica en aceites esenciales, vitaminas A y E y magnesio.

Propiedades

Los frutos del maíz se emplean directamente de la mazorca bien para comerlos directamente o para extraer su aceite. Ese líquido resultante es de suma utilidad para prevenir las afecciones cardíacas, para el tratamiento del colesterol, para reducir la presión arterial y en regímenes adelgazantes.

La harina se puede utilizar para elaborar papillas muy adecuadas en enfermos del aparato digestivo, para convalecientes y para personas alérgicas al gluten.

Los estigmas se emplean para mejorar la celulitis y los edemas.

Receta básica

Las palomitas de maíz siguen siendo la forma más rápida y fácil de comer el maíz entero, y para ello basta con ponerlas en una cacerola con un poco de aceite, taparlas ligeramente para que no salten al abrirse y mantener el fuego medio mientras se abren. La sal se añade en el momento de servirlas.

Con la harina se preparan flanes, natillas, gachas y pudín, y para los más atrevidos un delicioso pan.

En los herbolarios podemos encontrar un producto denominado polenta que es muy sabroso y energético.

Con el almidón de maíz se pueden espesar salsas, aunque ya carece de nutrientes de interés.

Manzana

No es de extrañar que Adán y Eva sucumbieran ante una manzana, ya que se puede considerar la reina de las frutas, no tanto porque su sabor sea único, que lo es, sino por su buena digestibilidad, la gran cantidad de formas que admite para cocinarla y lo fácil de su cultivo, especialmente en tierras templadas y húmedas del norte.

Composición
Contiene vitaminas B1, B2, PP y C, además de potasio, sodio, hierro, calcio, cloro, azufre, manganeso, cobre, arsénico, fósforo y magnesio. Es rica en fructosa y glucosa.

Contiene también ácidos málico y cítrico.

Contiene 85 g de agua, 0,3 g de proteínas, 0,4 g de grasas y 13 g de carbohidratos. También 1,1 g de fibra y proporciona 58 cal/100 g.

Propiedades
Las cualidades terapéuticas son diferentes dependiendo de si se emplea la manzana madura, asada o como sidra. Si la tomamos cruda –rallada– tiene un efecto suave astringente, útil en diarreas, y asada al horno es laxante, por lo que resulta de interés en los niños. Es un buen alimento para los diabéticos y las personas de estómago delicado.

Su zumo natural, la sidra, tiene efectos importantes como diurético, antitóxico, depurativo y muy digestivo. Mejora la hipertensión, el reumatismo y los cólicos hepáticos, y contribuye a eliminar arenillas en los riñones. Hay que evitar retenerlo en la boca, ya que es algo corrosivo para los dientes. Para que resulte más digestivo es conveniente escanciarlo, ya que así se rompen sus fibrillas y se hace fluido.

Es un buen tónico nervioso y muscular, estimulante y descongestionante del hígado. Mejora la tos, los resfriados, favorece el parto, dilata la uretra y hay quien asegura que mejora el cáncer gástrico.

Otros usos

Corrige las indigestiones, mejora la gota y el reumatismo, calma los ardores gástricos, reduce el colesterol, alivia la ronquera y tiene una acción antivírica. Se le han encontrado propiedades antitumorales; además, es protectora cardíaca y reduce el exceso de metales pesados del organismo. Controla el colesterol.

No es recomendable consumir las semillas por su contenido en cianuro.

Receta básica

Las manzanas al horno se preparan quitándoles la parte superior, aunque sin desecharla, y se extrae con cuidado el corazón central para hacer un hueco, el cual se rellena con azúcar y un poco de vino dulce. Se cubren con la tapa que se ha quitado antes y se hornean.

Podemos elaborar otro postre cortando la manzana en cuatro trozos y vertiendo un poco de zumo de limón. Aparte, hay que preparar una masa con harina y 2 claras de huevo. Se bate bien y en esta elaboración se sumergen los trozos de la manzana. Se fríen en una cazuela con abundante aceite no muy caliente y se dejan escurrir. En una sartén hay que verter aceite y un poco de azúcar y cuando esté listo el caramelo se rocía sobre las manzanas. Si echamos en ese momento agua helada, el caramelo cristalizará inmediatamente.

Nueces

Composición

Contienen zinc, cobre, vitaminas B, A y E, además de potasio, magnesio, azufre, fósforo, manganeso, zinc, sodio, cobre, hierro y calcio.

También contienen pequeñas cantidades de un alcaloide llamado yuglanina, taninos gálicos, aceite esencial y un glucósido.

Contienen un 15 % de proteínas, y un 41 % de ácidos grasos poliinsaturados, entre ellos el ácido linoleico (omega 6) y el alfa-linoleico (omega 3)

Propiedades

Hay que masticarlas bien y no abusar de ellas, ya que pueden irritar las encías. Proporcionan una gran energía de reserva por su materia grasa, y la fina tela que se encuentra dentro protege el corazón y mejora su función. También se le atribuyen propiedades beneficiosas para la memoria y el riego sanguíneo cerebral.

Mejora las secreciones linfáticas, elimina los parásitos intestinales, regula el colesterol y ayuda a curar las erupciones cutáneas. Se emplean en trastornos gástricos e intestinales, y para calmar el sistema nervioso y los espasmos. Mejora la coagulación sanguínea y los sabañones.

Sus hojas en infusión mejoran la diabetes.

Otros usos

Las nueces son ligeramente afrodisíacas, combaten la fatiga, el ardor de estómago y los cólicos, y mejoran la circulación y el corazón. Por su gran parecido con el cerebro humano se las ha considerado desde siempre un tónico y estimulante cerebral, aunque recientemente se le han descubierto interesantes propiedades para las afecciones cardíacas, sobre todo el filamento interno que por lo general se desecha. Previenen las lombrices.

Receta básica

Se mezcla mantequilla y azúcar, junto con las nueces trituradas y alguna yema de huevo. Se mezcla todo en la batidora y se añade cáscara de limón rayada.

Se prepara un recipiente con mantequilla y antes de poner la pasta dentro se incorporan las claras de huevo a punto de nieve por encima, sin aplastarlas. Se cuece en el horno durante una hora. Luego se puede decorar con nueces o nata.

CAPÍTULO 16

PLANTAS MEDICINALES QUE ESTABILIZAN EL COLESTEROL

Aunque el principio vital de las plantas medicinales parece sumamente sencillo, con la fotosíntesis que transforma el dióxido de carbono y el agua en azúcares –por medio de la energía solar–, los procesos metabólicos que se crean más tarde hacen difícil cualquier valoración sobre cuál es ese principio activo real. ¿Son los flavonoides o las vitaminas? ¿Los taninos o los aceites esenciales? ¿Quizá el secreto está en esas enzimas que se crean o modifican cuando las calentamos o entran a formar parte de nuestro sistema digestivo?

Lo cierto es que las plantas medicinales son capaces de estabilizar y reparar el sistema orgánico, logrando mejorar no sólo lo que la analítica ha detectado, sino también las zonas o sistemas que dieron lugar a la enfermedad que nos preocupa.

Si está preocupado por el colesterol, sepa que después de un tratamiento con plantas medicinales se encontrará en una plenitud física extraordinaria. Eso nunca lo conseguirá tomando tan sólo medicamentos «contra» el colesterol.

Alcachofa

Cynara scolymus

Partes utilizadas:
Se emplean sus cabezuelas, especialmente su parte interna.

Composición:
Contiene flavonoides, cinarósidos, cinarina, ácido cafeico y ácidos cítrico, láctico y málico.

Usos medicinales:
Es un potente estimulante del apetito, colagogo y colerético. Tiene una acción diurética, laxante y digestiva, especialmente de las grasas. Se emplea con éxito en el tratamiento de las enfermedades hepatobiliares, incluida la litiasis. También mejora los niveles de colesterol, llegando a corregirlo de una manera definitiva. Reduce la presión arterial alta, estimula la función renal deprimida, mejora el estreñimiento de una manera suave y cura la arteriosclerosis si se emplea continuamente. Es un remedio eficaz e inocuo para estimular el apetito en los niños.

Favorece la oxidación de los carbohidratos.

Otros usos:
La parte más activa son los tallos y las hojas. Cuando se cocina pierde parte de sus propiedades, y el fruto, la parte que por lo general comemos, es mucho menos eficaz medicinalmente que el resto de la planta.

Toxicidad:
No tiene toxicidad, pero no hay que emplearla en la lactancia, ya que su sabor puede transmitirse a la leche.

Alfalfa

Medicago sativa

La alfalfa que se utiliza para el consumo humano no contiene la fibra basta que la recubre, imposible de digerir excepto en el caso de los rumiantes.

Partes utilizadas:

Se emplean los brotes frescos o la planta entera.

Composición:

Contiene esteroides, biocanina y genisteína, así como calcio, fósforo, magnesio, cloro, sílice, aluminio, potasio, azufre, sodio y la mayor parte de las vitaminas, incluidas la K y la U. También aminoácidos como la fenilalanina, la arginina, la leucina, la treonina, la lisina y la valina, así como sustancias estrogénicas.

También es rica en lipasa, coagulasa, invertasa, amilasa, emulsina, peroxidasa, proteasa y pectinasa, lo cual le confiere unas extraordinarias propiedades en la digestión de los alimentos.

Usos medicinales:

Antihemorrágica, antiulcerosa y estrogénica. Su mejor aplicación son las semillas germinadas, procedimiento por el cual se multiplican por cinco sus propiedades nutritivas.

La planta entera, debidamente pulverizada y eliminada la fibra bruta, es digestible por el hombre y muy útil para el tratamiento de la caída del cabello, la anemia, las hemorragias de cualquier tipo (incluso como preventivo) y el tratamiento del colesterol.

Es un excelente remedio para el tratamiento de las úlceras gastroduodenales, las gastritis y para estimular el apetito.

Otros usos:

Por su contenido estrogénico mejora las disfunciones hormonales en la mujer, especialmente en la menopausia, por lo que constituye un elemento nutritivo más inocuo que administrar estrógenos sintéticos.

Fortalece el hígado, mejora la anemia, estimula la glándula pituitaria y es eficaz contra los hongos.

Reduce los dolores de la artrosis, el colesterol, la retención de líquidos y posee sustancias que neutralizan el cáncer de colon.

Purifica el aliento.

Toxicidad:
No tienen toxicidad, pero no se debe tomar de manera continuada cuando exista riesgo de trombosis, ni cuando se padezca lupus eritematoso y pancitonemia.

Las semillas no se deben comer, pues contienen canavanina, salvo que ya estén germinadas.

Algarroba

Ceratonia siliqua

Partes utilizadas:

Se emplean la pulpa seca y las semillas.

Composición:

Contiene sacarosa, glucosa, fructosa, proteínas, pectinas y grasas, así como ácidos fórmico y benzoico, vitaminas, galactomanano y mucílago.

Usos medicinales:

Es laxante (semillas), emoliente, astringente y antidiarreica en dosis pequeñas. La sabiduría popular emplea la pulpa en casos de diarreas infantiles por su efecto astringente, mientras que las semillas tienen el efecto contrario, ya que son laxantes y ayudan a corregir la obesidad al aumentar de volumen en el estómago y producir saciedad. La pulpa evita, además, los vómitos infantiles, por lo que puede emplearse en las diarreas de verano. Ayuda a adelgazar, mejora la diabetes y corrige el exceso de colesterol.

Otros usos:

En algunos establecimientos podemos encontrar ya preparada la harina de algarroba para preparar tortas y gachas.

Toxicidad:

No se conoce.

Alholva (fenogrego)

Trigonella foenum-graecum

Partes utilizadas:

Se emplean las semillas.

Composición:

Es rica en proteínas, lecitina, grasas y colina. Contiene mucílagos, ga-lactomanano, fitina y trigonelina.

Usos medicinales:

Se le reconocen acciones importantes para estimular los sistemas nervio-so, cardíaco y endocrino. Es uno de los mejores anabolizantes naturales que existen, y se puede emplear con cierto éxito para aumentar de peso. Abre el apetito, mejora la digestión y las dispepsias, y posee un leve efecto laxante. A nivel tópico se emplea para lavados de forúnculos, abscesos y vaginitis, así como para enjuagues bucales en la faringitis.

Es expectorante, alivia los dolores de garganta y los menstruales, corrige el estreñimiento, el colesterol elevado, baja la fiebre moderada-mente, mejora la vista cansada, estimula el útero y reduce el exceso de azúcar en sangre.

Otros usos:

Se emplea contra los senos caídos, tanto por vía oral como tópica. Con la harina se preparan unas estupendas mascarillas cutáneas de rejuve-necimiento.

Toxicidad:

No se conoce.

Borraja

Borago officinalis

Partes utilizadas:

Se emplean las flores y las hojas.

Composición:

Contiene abundante calcio, sílice, potasio, mucílagos, resinas y antocianos. La presencia de alcaloides pirrilizidínicos y prostaglandinas le confiere un interés especial en medicina. También posee alantoína y nitrato potásico. Las semillas contienen ácidos grasos oleico, gamma-linoleico, linolénico (GLA) y palmítico.

Usos medicinales:

Es depurativa, emoliente, expectorante, diurética y rejuvenecedora. La presencia de ácidos esenciales en sus semillas hace que su uso haya aumentado en el mundo entero. Se emplean, por lo tanto, en dismenorreas, esclerosis múltiple, piel seca, trastornos menstruales, menopausia, como reguladora hormonal, estimulante del metabolismo, para disminuir el colesterol y como estimulante de las defensas. También para los quistes benignos de mama y la artritis reumatoide. Las hojas son antiinflamatorias y balsámicas, y tienen propiedades diuréticas y sudoríficas, pudiéndose emplear en afecciones gripales y catarrales. Se pueden comer como verdura cocida. A nivel tópico, las hojas se usan para curar heridas y pieles irritadas por su contenido en alantoína.

Otros usos:

Las flores tiñen de azul. Con la infusión se prepara una bebida refrescante.

Toxicidad:

No tiene toxicidad, y su sinergia tiene lugar con las semillas de prímula. Por su efecto favorecedor en la producción de adrenalina, así como por su acción antigonadotropa, debe emplearse adecuadamente en afecciones dependientes de estas hormonas.

Cebada

Hordeum vulgare

Partes utilizadas:

Se emplean las semillas.

Composición:

Contiene sales minerales, alcaloides, enzimas, almidón, malta, vitamina E y ácidos grasos poliinsaturados.

Usos medicinales:

Es estimulante nervioso, antidiarreica y diurética. Se emplea como nutritiva, para mejorar la digestión, corregir las dispepsias y las diarreas. Aumenta la presión arterial, es diurética y mejora la pielonefritis, las litiasis renales y el exceso de colesterol.

Otros usos:

Con ella se elabora la malta que se emplea para fabricar cerveza, whisky y un sucedáneo del café nutritivo y saludable.

Toxicidad:

No tiene toxicidad.

Cebolla

Allium cepa

Partes utilizadas:

Se utiliza el bulbo, aunque en cocina también se emplean las hojas.

Composición:

Contiene un poco de vitaminas A, B y C y flavonoides. También se utiliza su bulbo, que es rico en bisulfuro de alilpropilo, azúcar, inulina, quercetina, calcio y flavonoides.

Usos medicinales:

Es antibiótica, diurética, expectorante y antiinflamatoria. Se emplea con eficacia en casos de gripe, catarros bronquiales, fiebres y exceso de colesterol. También es eficaz para eliminar parásitos intestinales, el hipertiroidismo, la diabetes, la arteriosclerosis y las neuralgias.

Para aprovechar sus cualidades debe consumirse cruda, aunque para mejorar su sabor y tolerancia se puede sumergir un momento en agua hirviendo o macerarse en aceite de oliva.

A nivel tópico, estimula el crecimiento del cabello, elimina las pecas y alivia el dolor de las picaduras de insectos, al mismo tiempo que los ahuyenta; asimismo, diluido favorece la cicatrización de las heridas. Unas gotas de zumo en la nariz dicen que detiene drásticamente la histeria e incluso que cura la sordera.

Otros usos:

Hay quien la utiliza para limpiar el cobre y prevenir su oxidación.

También se emplea en la gota, las varices, las hemorroides, el reumatismo, la ciática, las enfermedades del corazón y el insomnio. Tiene una legendaria reputación para mejorar la visión nocturna, la fatiga visual, las cataratas e incluso la miopía. Para ello bastará con aplicar cada noche una pequeña cantidad de zumo de cebolla en los ojos.

Toxicidad:

Como condimento no tiene toxicidad y solamente la esencia exige ciertas precauciones.

No hay que emplearla en personas con acidez estomacal o úlceras.

Cúrcuma

Curcuma longa

Partes utilizadas:

Las raíces y las hojas.

Composición:

Principio amargo, resina, almidón y ácidos orgánicos.

Usos medicinales:

Se emplea como tónico estomacal, pues estimula la producción de jugos gástricos y es adecuada para abrir el apetito y en la hipocloridia. Es colagoga, carminativa y reduce el colesterol. Es un potente antiinflamatorio.

Otros usos:

Forma parte del curry, mezclada con cilantro, jengibre, comino, nuez moscada y clavo.

Toxicidad:

Tiene efecto anticoagulante.

Espino blanco

Crataegus oxycantha

Partes utilizadas:

Se emplean las flores.

Composición:

Contiene purinas, colina, ácidos triterpénicos, crataególico, flavonoides, quercetol, ácido cafeico, antocianinas, histamina, aminopurinas, taninos y vitamina C.

Usos medicinales:

Hipotensora, cardiotónica, calmante y antiespasmódico. Es el remedio preferido en toda la patología cardíaca, en especial en casos de insuficiencia cardíaca. Regula la tensión arterial alta y baja, la tensión descompensada y corrige las taquicardias y palpitaciones, especialmente de origen nervioso. Mejora la arteriosclerosis, el exceso de colesterol y los espasmos vasculares.

La corteza se empleaba contra la malaria. Su acción reside más en la continuidad que en la dosis, ya que dosis más altas no tienen mejores efectos.

Otros usos:

Es una buena planta para elaborar vinos medicinales deliciosos y útiles. Con la madera se realizan útiles de torno y ebanistería.

Toxicidad:

No tiene toxicidad.

Fucus

Fucus vesiculosus

Partes utilizadas:

Toda la planta.

Composición:

Contiene cloro, calcio, sílice, hierro, yodo, potasio, bromo, magnesio, vitaminas A, C y D, manitol, algina y laminaria.

Usos medicinales:

Remineralizante, anorexígeno y depurativo. Se emplea en todo el mundo contra la obesidad, el bocio, la celulitis, el hipotiroidismo y la bulimia. Combate el exceso de colesterol.

Otros usos:

A nivel tópico se usa en pomadas, geles y lociones para el tratamiento externo de la obesidad, ya que tiene un pequeño efecto liposoluble local. Mejora la cicatrización de las heridas.

A nivel oral se emplea en la tuberculosis cutánea, la esclerosis vascular y la tumefacción de los ganglios linfáticos.

Toxicidad:

Su grado de toxicidad es bajo y depende de la sensibilidad del individuo al yodo. No es conveniente administrarlo en casos de hipertiroidismo, hipertensión arterial o nerviosismo.

Harpagofito (garra del diablo)

Harpagophytum procumbens

Partes utilizadas:

Yemas y raíces.

Composición:

Contiene procúmbico, harpagoquinona, harpagósido, harpágido, flavonoides, esteroles, estaquiosa y ácidos triterpénicos.

Usos medicinales:

Antiinflamatorio. Es el remedio natural más empleado en las afecciones reumáticas, superando en la mayoría de los casos a los compuestos químicos. La no existencia de efectos secundarios y el hecho de que la curación se consiga a través de la regeneración y no por el efecto analgésico, lo convierten en un antirreumático de primer orden.

Tiene efectos analgésicos moderados y es eficaz en artrosis, artritis reumatoide y gota. No solamente se tolera bien a nivel gástrico, sino que también ejerce un efecto favorable en las afecciones gastrointestinales.

Otros usos:

Mejora las neuralgias, la prostatitis, el adenoma de próstata y el exceso de colesterol. También es útil en la litiasis renal.

Toxicidad:

Aunque no tiene toxicidad, no se debe administrar durante el embarazo.

Jengibre

Zingiber officinale
Partes utilizadas:
Se emplea la raíz.

Composición:
El aroma es debido a una esencia que contiene los terpenos siguientes: cineol, felandreno, citral y borneol. El gusto acre y ardiente proviene de los fenoles siguientes: gingerol, shogaol y zingerona.

Usos medicinales:
Alivia las náuseas y los mareos producidos por los viajes; también los vómitos matutinos típicos del embarazo, y aquellos que son ocasionados por intolerancias medicamentosas. Es antiespasmódico, mejora la digestión de las grasas y se emplean en las enfermedades producidas por frío, pues genera calor interno. Se le atribuyen propiedades para estimular las defensas, como antiinflamatorio y para reducir el colesterol y la hipertensión.

Otros usos:
Previene la formación de coágulos en la patología arterial. Para aliviar dolores de garganta, lo mejor es chupar un trozo de jengibre.

A nivel tópico se emplea su aceite en los sabañones, enfriamientos renales y enfermedades reumáticas.

Toxicidad:
Estimula la menstruación, por lo que no debe ser empleado durante el embarazo. Puede ocasionar, igualmente, acidez estomacal.

Llantén menor

Plantago lanceolata

Partes utilizadas:

Se emplean las hojas que se recogen entre junio y julio.

Composición:

Contiene mucílago, tanino, pectina, aucubina, catalpol.

Usos medicinales:

Similares al llantén mayor.

Con sus semillas se puede elaborar una pasta para poder endurecer tejidos.

Combate las diarreas, aunque es también un laxante suave, alivia las hemorroides y reduce el colesterol.

Otros usos:

Como depurativo, en diarreas, gastritis y como reconstituyente.

Toxicidad:

No tiene.

Naranjo amargo (flor de azahar)

Citrus aurantium

Partes utilizadas:

Flores y frutos.

Composición:

Contiene esencia de limoneno, hesperidia, glucosa, tanino y ácidos en las hojas.

También limoneno, pineno, citroneol, nerol, canfeno, linalol y geraniol en las flores y citral, hesperidina, vitaminas, enzima, pectina y flavonoides en la corteza de los frutos.

Usos medicinales:

La esencia de azahar tiene efectos sedantes y antiespasmódicos. La cáscara del fruto es digestiva y venotónica. Las flores y, por lo tanto, la esencia, son un remedio tradicional contra el insomnio, la excitación nerviosa y el histerismo. Alivia la tos nerviosa y el estrés. La cáscara se emplea para las enfermedades venosas, especialmente hemorroides y varices, aunque también se le han encontrado efectos beneficiosos en la arteriosclerosis. Mejora la resistencia capilar, los edemas por estancamiento venoso y la tendencia a las hemorragias. Es un buen remedio para aplicar en el embarazo por su inocuidad.

Otros usos:

Desde hace poco el aceite de sus semillas se emplea para estabilizar los niveles de colesterol, ya que son muy ricas en ácidos grasos esenciales. Tiene sinergia con la corteza del limón en la patología venosa.

Toxicidad:

No tiene toxicidad.

Olivo

Olea europea

Partes utilizadas:
Se emplean las hojas y el aceite de sus frutos.

Composición:
Contiene manitol, glucosa, resina, oleorropina, oleasterol y oleanol.

Los frutos son ricos en sales minerales, vitaminas A y D, ácido oleico, linoleico y palmítico.

Usos medicinales:
Es hipotensor, diurético, hipoglucemiante (las hojas) y antiarteriosclerótico.

Favorece la dilatación de las coronarias, controla las arritmias, mejora la diabetes y tiene un efecto diurético leve.

Sus frutos, las aceitunas, son un buen remedio para reducir el colesterol, son laxantes, facilitan la evacuación de la bilis y, cuando se aplican a nivel tópico, suavizan y nutren la piel.

Tiene sinergia con el espino blanco en la hipertensión.

Otros usos:
Los restos de la aceituna una vez se extrae el aceite se emplean como alimento para el ganado, mientras que la madera se usa en trabajos de ebanistería y para obtener carbón vegetal.

Toxicidad:
No tiene toxicidad.

Romero

Rosmarinus officinalis

Partes utilizadas:

Se emplean las hojas, que se pueden colgar a la sombra en pequeños ramitos.

Composición:

Contiene ácidos cafeico, clorogénico y rosmarínico, así como taninos, resinas, flavonoides, pineno, canfeno, borneol y alcanfor.

Usos medicinales:

Es carminativo, hipertensor, colagogo y antirreumático. Se trata de una extraordinaria planta, comparable al popular ginseng, que se emplea en decaimientos, hipotensión, insuficiencia biliar, amenorrea y espasmos digestivos. Mejora la memoria, estimula el sistema nervioso y tiene efectos sobre el colesterol.

Otros usos:

A nivel tópico es un buen remedio contra la calvicie, las heridas y la dermatitis seborreica. Es antiparasitario, antineurálgico y antirreumático local.

Toxicidad:

No tiene toxicidad. No hay que emplear la esencia si se padece prostatitis o durante el embarazo.

Zarzaparrilla

Smilax aspera

Partes utilizadas:

Se emplea la raíz.

Composición:

Contiene sobre todo saponinas, almidón, colina, sales minerales y oxalato de cal.

Usos medicinales:

Es sudorífica, diurética y depurativa. Se emplea como diurética para favorecer la expulsión de la urea y el ácido úrico, por lo que es útil en la gota y el reumatismo. También es eficaz en la nefritis, la litiasis renal y como tratamiento depurativo interno de las enfermedades de la piel.

Favorece la digestión, mejora la absorción de los nutrientes y activa el metabolismo. Ayuda a reducir la hipertensión y los altos niveles de colesterol.

Otros usos:

Se le atribuyen propiedades para curar la sífilis y como planta para realizar conjuros y curar las enfermedades graves. Tiene sinergia con las hojas del nogal para emplearla como depurativa y eliminar el ácido úrico. Existe una variedad, la Smilax médica, propia de México, que es más eficaz y tiene fama como afrodisíaca y estimulante genital masculina.

Toxicidad:

No tiene toxicidad.

Índice